手術の流れが手に取るようにわかる動画付き

必携！専門医を目指す若手医師のための泌尿器科手術

監修
小島祥敬
福島県立医科大学医学部
泌尿器科学講座教授

編著
植村元秀
福島県立医科大学医学部
泌尿器科学講座特任教授

小川 総一郎
福島県立医科大学医学部
泌尿器科学講座准教授

秦 淳也
福島県立医科大学医学部
泌尿器科学講座学内講師

読む ↻ 見る ↻ イメージ ↻ トレーニング

Surgical Technique for Urology

MCメディカ出版

序文

　私が泌尿器科医になった30年前は、泌尿器科の手術と言えば、ESWL、TURBT、TURPが主なものでした。現在のように、超音波検査やCT検査が頻繁に行われる時代ではなかったので、腎がん患者さんの多くは転移性腎がんで、根治的腎摘除術は今ほど多くなく、ましてや腎部分切除術などほとんどありませんでした。同様に、PSA検診も普及していない時代でしたので、前立腺がん患者さんの多くは転移性前立腺がんで、手術適応となる症例は極めて少ない時代でした。近年、泌尿器科疾患の診断技術の向上とともに、手術の進歩はめざましいものがあります。早期診断が可能になったことにより、腎がん、前立腺がんの手術が劇的に増加し、泌尿器科がんの多くの手術はロボット支援手術に置き換わりました。隔世の感を禁じ得ません。

　しかしながら、ロボット支援手術が主流となった現在でも、若手泌尿器科医が経験すべき手術は昔とほとんど変わっていません。日本泌尿器科学会が定めている専門医申請に必要な手術要件は、一般的な手術に関する項目と専門的な手術に関する項目に分けられています。前者においては、「副腎・腎・後腹膜の手術、尿管・膀胱の手術、前立腺・尿道の手術、陰嚢内容臓器・陰茎手術の4領域おいて、術者として経験すべき症例数が各領域5例以上かつ合計50例以上であること」と明記されています。つまり、一般的な手術は、泌尿器科専門医を取得するために経験しておくべき必須の手術です。

　最近の手術書の傾向を見ると、専門医取得後に経験する手術についての記載が多く、専門医取得前に経験すべき手術に特化した手術書はほとんど見かけることがありません。そこで、今回、『必携！専門医を目指す若手医師のための泌尿器科手術』と題し、若手医師を対象として、上記一般的な手術のうち、より頻度が高いと思われるものを選別し、一冊の教科書にまとめました。本書の特徴は、読んで勉強する、いわゆる昔ながらの教科書だけではなくて、各手術にわかりやすいWEB動画をつけました。つまり「読む」「見る」ことによって、イメージトレーニングができ、手術理解がより深まるものと思われます。ロボット手術時代にあっても、これら一般的な手術は決してロボット手術に置き換わるわけではなく、またどんな病院に赴任したとしても必ず遭遇するので、泌尿器科医として必ず習得しておかなければならない手術です。

　専門医を目指す若手の皆さんにおかれましては、ぜひ本書をお手にとってご覧いただき、明日からの診療にお役立ていただくのみならず、専門医取得の一助になれば幸いです。

2024年10月

小島祥敬

監修・編集・執筆者一覧

監修

小島祥敬　福島県立医科大学医学部泌尿器科学講座教授

編集

植村元秀　［福島県立医科大学医学部泌尿器科学講座特任教授／公立岩瀬病院泌尿器科部長］
小川 総一郎　［福島県立医科大学医学部泌尿器科学講座准教授］
秦 淳也　［福島県立医科大学医学部泌尿器科学講座学内講師］

執筆者

第1章

| 1_1 | **栁田知彦** | ［太田綜合病院附属太田西ノ内病院泌尿器科部長］ |
| 1_2 | **片岡政雄** | ［福島県立医科大学医学部泌尿器科学講座／福島赤十字病院泌尿器科部長］ |

第2章

2_1	**小名木 彰史**	［福島赤十字病院泌尿器科副部長］
	赤井畑 秀則	［福島県立医科大学医学部泌尿器科学講座講師］
2_2	**秦 淳也**	［福島県立医科大学医学部泌尿器科学講座学内講師］
2_3	**加山 恵美奈**	［太田綜合病院附属太田西ノ内病院泌尿器科医長］
2_4	**赤井畑 秀則**	［福島県立医科大学医学部泌尿器科学講座講師］
2_5	**丹治 亮**	［福島県立医科大学医学部泌尿器科学講座助手］
	秦 淳也	［福島県立医科大学医学部泌尿器科学講座学内講師］
2_6	**滝浪 瑠璃子**	［福島県立医科大学医学部泌尿器科学講座助教］
	佐藤雄一	［福島県立医科大学医学部泌尿器科学講座講師］
2_7	**星 誠二**	［福島県立医科大学医学部泌尿器科学講座助教］
2_8	**植村元秀**	［福島県立医科大学医学部泌尿器科学講座特任教授／公立岩瀬病院泌尿器科部長］
2_9	**佐藤雄一**	［福島県立医科大学医学部泌尿器科学講座講師］
2_10	**胡口智之**	［福島県立医科大学医学部泌尿器科学講座病院助手／竹田綜合病院泌尿器科医長］
2_11	**小川 総一郎**	［福島県立医科大学医学部泌尿器科学講座准教授］
2_12	**松岡 香菜子**	［福島県立医科大学医学部泌尿器科学講座］
	秦 淳也	［福島県立医科大学医学部泌尿器科学講座学内講師］

必携！専門医を目指す若手医師のための

Contents

序文 3

監修・編集・執筆者一覧 4

動画contents一覧 8

WEB動画の視聴方法 14

第1章 基本手技

1_1　糸結び 16

1_2　止血・剝離操作 27

第2章 手術の実際

腎の手術

2_1　経皮的腎瘻造設術 32

Surgical Technique for Urology

泌尿器科手術

尿管・膀胱の手術

2_2 経尿道的尿管砕石術（TUL） ……………………………………… *43*

2_3 経尿道的膀胱腫瘍切除術（TURBT） ……………………………… *52*

2_4 膀胱瘻造設術 ………………………………………………………… *63*

前立腺・尿道の手術

2_5 前立腺生検（経直腸・経会陰） …………………………………… *73*

2_6 経尿道的前立腺切除術（TURP） …………………………………… *83*

2_7 ホルミウム・ヤグレーザー前立腺核出術（HoLEP） …………… *90*

陰嚢内容臓器・陰茎の手術

2_8 高位精巣摘除術 ……………………………………………………… *99*

2_9 精巣固定術（経鼠径） ……………………………………………… *105*

2_10 精巣捻転解除術 ……………………………………………………… *112*

2_11 陰嚢水腫根治術 ……………………………………………………… *120*

2_12 環状切開術 …………………………………………………………… *127*

索引 …………………………………………………………………………… *135*

動画contents一覧

1_1 糸結び（栁田知彦）

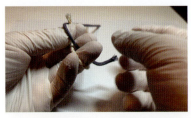

web1
両手結び：
①中指と環指で糸をくぐらせる手技
（その1）

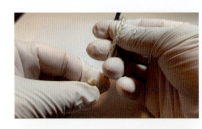

web2
両手結び：
②中指と環指で糸をくぐらせる手技
（その2）

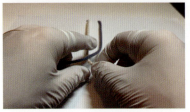

web3
両手結び：
③拇指と示指で糸をくぐらせる手技
（その1）

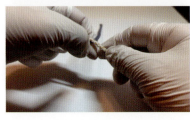

web4
両手結び：
④拇指と示指で糸をくぐらせる手技
（その2）

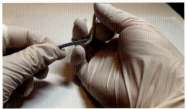

web5
片手結び：
⑤中指と環指で糸をくぐらせる手技

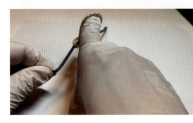

web6
片手結び：
⑥示指で糸をくぐらせる手技

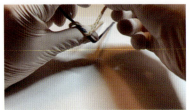

web7
そのほかの手技1：
外科結紮

2_2 経尿道的尿管砕石術（TUL）（秦 淳也）

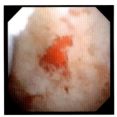
web1
軟性尿管鏡の挿入

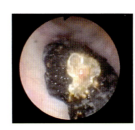
web2
fragmenting

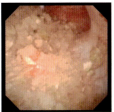
web3
dusting

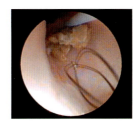
web4
砕石片の抽石

2_3 経尿道的膀胱腫瘍切除術（TURBT）（加山 恵美奈）

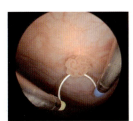
web
TURBT

2_4 膀胱瘻造設術（赤井畑 秀則）

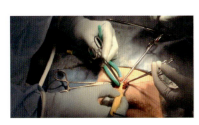
web
膀胱瘻造設術

2_5　前立腺生検（経直腸・経会陰）（丹治 亮）

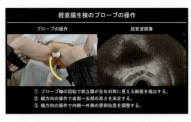

web1
経直腸生検のプローブ
操作

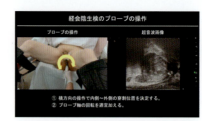

web2
経会陰生検のプローブ
操作

2_6　経尿道的前立腺切除術（TURP）（滝浪 瑠璃子）

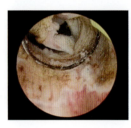

web
経尿道的前立腺切除術

2_7　ホルミウム・ヤグレーザー前立腺核出術（HoLEP）（星 誠二）

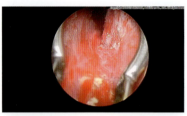

web1
解剖学的構造の確認

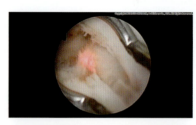

web2
粘膜切開と境界の剥離

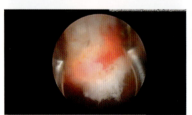

web3
粘膜切開と
切開線をつなげる

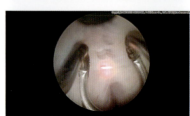

web4
腺腫の剥離

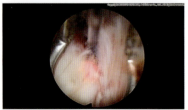

web5
切開と前立腺核出

2_8 高位精巣摘除術（植村元秀）

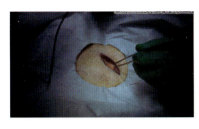
web1 剝離

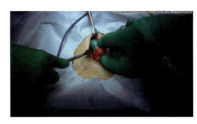
web2 結紮

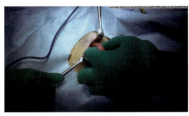
web3 鼠経管の開放

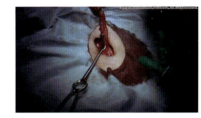
web4 脱転

2_9 精巣固定術（経鼠径）（佐藤雄一）

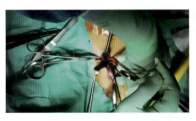
web1 鼠径管の開放

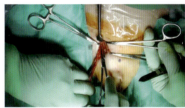
web2 精索周囲の処理

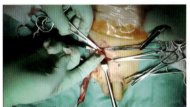
web3 腹膜鞘状突起の処理

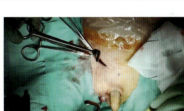
web4 精巣の固定

2_10 精巣捻転解除術 (胡口智之)

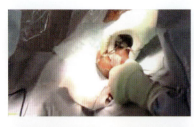
web1
患側精巣の脱転

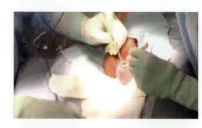
web2
精巣鞘膜の切開

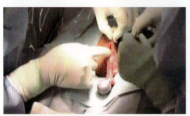
web3
精巣捻転の確認と解除

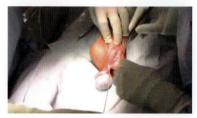
web4
腹膜鞘状突起の開存確認

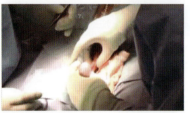
web5
健側精巣の脱転

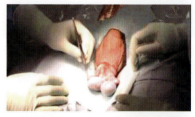
web6
患側精巣の色調確認

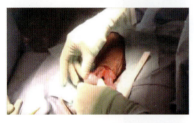
web7
健側精巣の固定

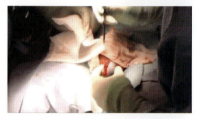
web8
患側精巣内容の確認

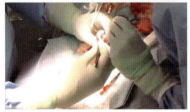
web9
精巣白膜の縫合

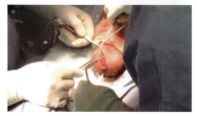
web10
患側精巣固定

2_11　陰囊水腫根治術（小川 総一郎）

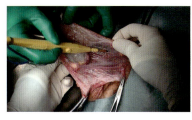
web1
腹膜鞘状突起開存〜
固有鞘膜の切離

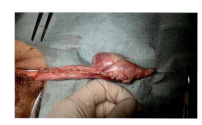
web2
固有鞘膜の処理

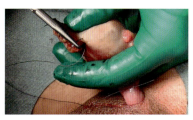
web3
止血

2_12　環状切開術（松岡 香菜子・秦 淳也）

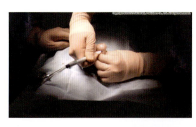
web1
マーキング

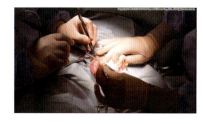
web2
環状切開

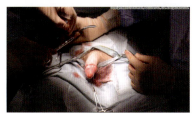
web3
縫合

WEB動画の視聴方法

本書の動画マークのついている項目は、WEBページにて動画を視聴できます。以下の手順でアクセスしてください。

■メディカID（旧メディカパスポート）未登録の場合

メディカ出版コンテンツサービスサイト「ログイン」ページにアクセスし、「初めての方」から会員登録（無料）を行った後、下記の手順にお進みください。

https://database.medica.co.jp/login/

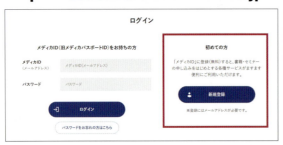

■メディカID（旧メディカパスポート）ご登録済の場合

①メディカ出版コンテンツサービスサイト「マイページ」にアクセスし、メディカIDでログイン後、下記のロック解除キーを入力し「送信」ボタンを押してください。

https://database.medica.co.jp/mypage/

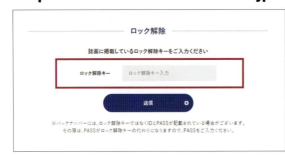

②送信すると、「ロックが解除されました」と表示が出ます。「動画」ボタンを押して、一覧表示へ移動してください。

③視聴したい動画のサムネイルを押して動画を再生してください。

ロック解除キー　Fd2WA5tgG46aB

＊WEBページのロック解除キーは本書発行日（最新のもの）より3年間有効です。有効期間終了後、本サービスは読者に通知なく休止もしくは終了する場合があります。

＊ロック解除キーおよびメディカID・パスワードの、第三者への譲渡、売買、承継、貸与、開示、漏洩にはご注意ください。

＊図書館での貸し出しの場合、閲覧に要するメディカID登録は、利用者個人が行ってください（貸し出し者による取得・配布は不可）。

＊PC（Windows / Macintosh）、スマートフォン・タブレット端末（iOS / Android）で閲覧いただけます。推奨環境の詳細につきましては、メディカ出版コンテンツサービスサイト「よくあるご質問」ページをご参照ください。

基本手技

1_1 糸結び

1_2 止血・剝離操作

第1章

1_1 糸結び

手技の基本

　組織や皮膚、血管を糸で結紮する糸結びは、皮膚切開を伴う手術の執刀や助手を務める際に必要な基本手技のひとつです。結紮手技の良し悪しは、ときに術中の出血や術後の後出血、縫合不全に影響する可能性もあるため、事前にトレーニングで手技を確実に習得してから手術に臨む必要があります。

　結紮の種類には糸をしばる回数から単結節、二重・三重結紮、4回以上の多重結紮があり、その目的や結紮する組織の状態、使用する糸の材質に応じて使い分けます（表）。

表　結紮の種類と特徴

単結紮
・緩みやすく、糸が滑って外れやすい。 ・太い糸やモノフィラメント糸では、より緩みやすい。 ・支持糸やマーキングなど、限られた場面のみで使用する。
二重結紮
・緩みにくく外れにくい。 ・結紮の基本手技。 ・多くの場面で使用できる。
三重結紮
・より、緩みにくく外れにくい。 ・太い血管の結紮など、緩みが重大な結果につながる可能性がある場面で使用する。
4回以上の多重結紮
・モノフィラメント糸などの、緩みやすい材質の糸を用いた場面で使用する。

結紮の基本：二重結紮の種類

結び目の違い

　二重に結紮した結び目の違いから、男結び（こま結び）、女結び（たて結び）、外科結紮の3通りがあります。

男結び（こま結び）

　第2結紮の結び目が第1結紮と逆方向（鏡面像）になるような結び方で（図1-a）、二重結紮の基本手技になります。結び目が緩みにくく確実で、止血目的や重要な部位を結紮する際に選択します。

女結び（たて結び）

　第2結紮が第1結紮と同方向になるような結び方です（図1-b）。男結びより緩みやすいため、はじめは男結びを基本とすることを勧めます。

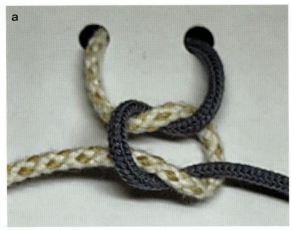
男結び（こま結び）

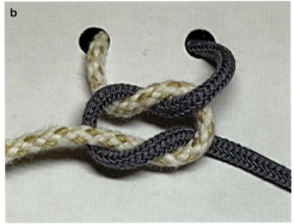
女結び（たて結び）

図1　二重結紮の結び目の違い

外科結紮

第1結紮時に糸の端を輪の中に2回くぐらせて結ぶ方法で（図1-c）、第2結紮は男結びとなるように結びます。第2結紮の際に第1結紮の結び目が緩みにくいことが利点ですが、太めの糸では締まりにくいことに注意が必要です。結紮する組織に緊張がかかり第1結紮が緩みやすい場面や、緩んではいけない場面で選択します。

手技の違い

二重に結紮する手技の違いから、両手結び、片手結び、機械結びがあります。

両手結び

両手を連動させて、糸の端を輪の中にくぐらせる方法で、片手結びは、これを片手で行う方法です。両手結びが糸結びの基本で、はじめはこの手技に習熟することを勧めます。片手結びは、操作スペースが狭い場面でも手技が可能で、さらに、第1結紮を緩ませたくない場面では、左手で糸の緊張を保ちながら、糸が緩まないように右手で片手結びができる利点もあり、習得しておくと状況に応じて使い分けることができて便利です。

このような結紮を、手結びではなく持針器などの器具を使って行う手技が機械結びです。持針器を使って針を運針したのち、その持針器を使って二重結紮を行うことができます。

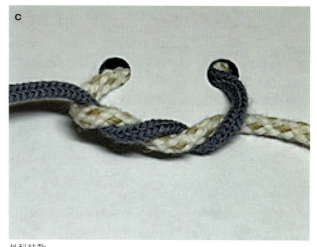

外科結紮

図1 二重結紮の結び目の違い（つづき）

二重結紮の手順とポイント：男結び（こま結び）

両手結び

①中指と環指で糸をくぐらせる手技（その1）

　白糸（左側の糸）を左手で、黒糸（右側の糸）を右手で持ち、さらに糸を指の腹側に乗せるように拇指と示指で糸の端側を持ちます（図2-a）。右手の黒糸を、左手の手背側を回旋するようにして糸の輪を作ります（図2-b）。黒糸の端側を左手の中指と環指で挟むように持ち、右手の黒糸を離して白糸の端側に持ち替えます（図2-c）。左手の中指と環指で挟んだ黒糸の端を輪の中に引き入れ（図2-d）、左手で黒糸の端側を持ち直します。結紮した結び目を右手の示指で押し進め（図2-e）、最後に緩みがないように結び目を締めます（図2-f）。

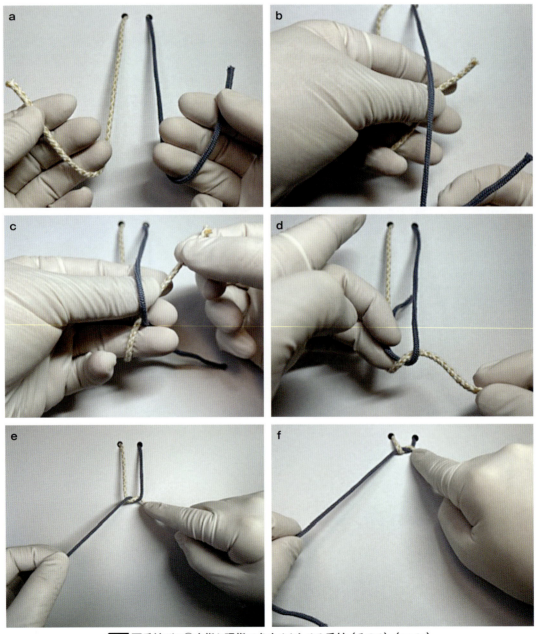

図2 両手結び：①中指と環指で糸をくぐらせる手技（その1）（web1）

②中指と環指で糸をくぐらせる手技（その2）

①の手技と同じように左右の糸を持ち、左右の動きを逆にして①の手技と同様の操作を行います。つまり、左手の白糸を、右手の手背側を回旋するようにして糸の輪を作り（図3-a）、白糸の端側を右手の中指と環指で挟むように持ち、左手の白糸を離して黒糸の端側に持ち替えます（図3-b）。右手の中指と環指で挟んだ白糸の端を輪の中に引き入れ（図3-c）、右手で白糸の端側を持ち直します。右手の示指で結び目を押し進めて締めます（図3-d）。

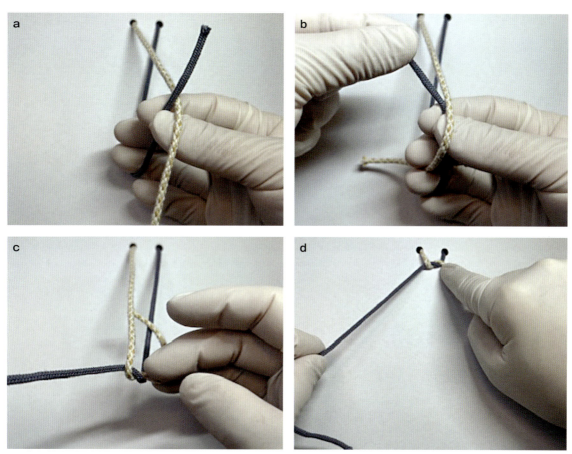

図3 両手結び：②中指と環指で糸をくぐらせる手技（その2）（**web2**）

③拇指と示指で糸をくぐらせる手技（その1）

　①②の手技とは糸の持ち方が逆になります。白糸（左側の糸）が下側に、黒糸（右側の糸）が上側になるように、右手で白糸を、左手で黒糸を持ちます（**図4-a**）。白糸の端を右手の拇指と示指で軽く緊張をかけて持ち、黒糸の端を左手3〜5指でつかみ、左手の示指で黒糸を開いて輪を作り保持します（**図4-b**）。左手の拇指を輪の下から中に差し入れ、左手の拇指と示指を入れ替えます（**図4-c**）。右手で白糸を反転させて左手の拇指と示指で白糸をつまむように持ちます（**図4-d**）。手首の動きにより左示指で白糸を輪の上から中に通し、右手で白糸の端を輪から引き出します（**図4-e**）。右手の示指で結び目を押し進め（**図4-f**）、緩みがないように結び目を締めます。

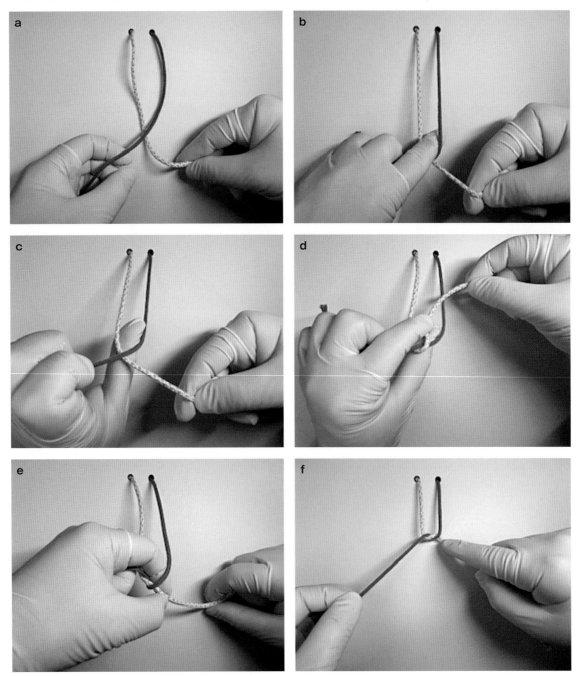

図4 両手結び：③拇指と示指で糸をくぐらせる手技（その1）（**web3**）

④拇指と示指で糸をくぐらせる手技（その2）

　③の手技と同様に右手で白糸（左側の糸）を、左手で黒糸（右側の糸）を持ちますが、糸の上下が逆で、白糸が上側に、黒糸が下側になるように持ちます（図5-a）。あとは③と同様の手技になりますが、左手の拇指と示指の使い方が入れ替わります。つまり、左手の拇指で黒糸を開いて輪を作り保持し（図5-b）、左手の示指を輪の上から中に差し入れ、左手の拇指と示指を入れ替えます（図5-c）。右手で白糸を反転させて左手の拇指と示指で白糸をつまむように持ち、手首の動きで、左拇指で白糸を輪の下から中に通し（図5-d）、右手で白糸の端を輪から引き出します。結紮した結び目を右手の示指で押し進め（図5-e）、最後に結び目を締めます。

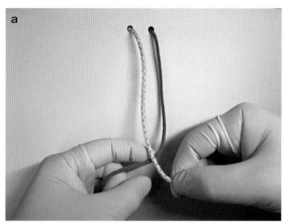
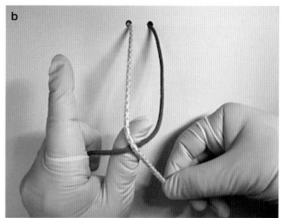
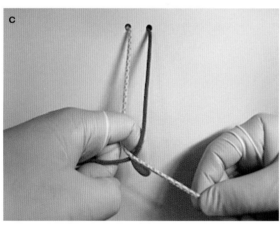
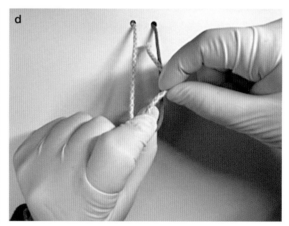
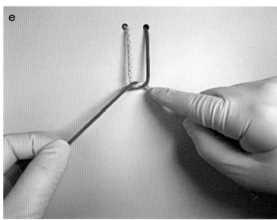

図5 両手結び：④拇指と示指で糸をくぐらせる手技（その2）（**web4**）

片手結び

⑤中指と環指で糸をくぐらせる手技

　白糖（左側の糸）が下側に、黒糖（右側の糸）が上側になるように、右手の拇指と示指で白糖を、左手の拇指と示指で黒糖を持ちます（図6-a）。右手の中指と環指で白糖を押し開くようにして糸の輪を作り保持します（図6-b）。右手の中指を曲げて（☆）の部分の白糖の下にくぐらせ（図6-c）、（☆）の部分を下からすくい上げて輪に近づけます（図6-d）。右手の拇指と示指でつかんでいる白糖の端側を離すと同時に、右手の中指と環指で挟んでいる白糖を輪の中に引き込みます（図6-e）。他の手技と同様に、右示指で結び目を押し進めて締めます（図6-f）。

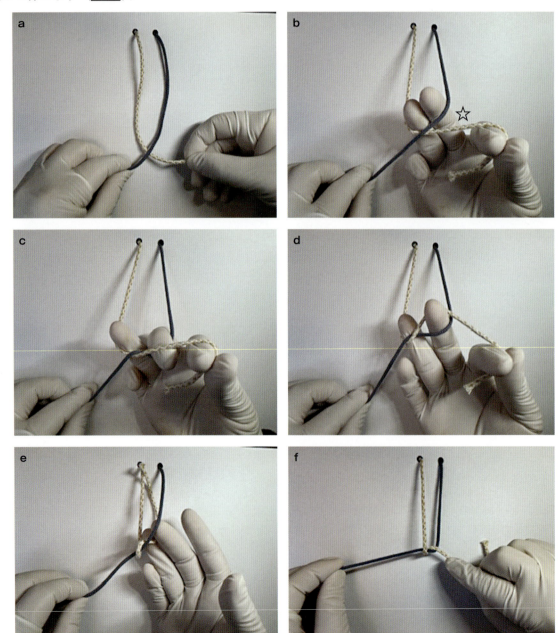

図6 片手結び：⑤中指と環指で糸をくぐらせる手技（web5）

⑥示指で糸をくぐらせる手技

　⑤の手技とは逆に白糸（左側の糸）が上側に、黒糸（右側の糸）が下側になるように、右手の拇指と中指〜環指で白糸を、左手の拇指と示指で黒糸を持ちます（図7-a）。右示指で白糸を押し開くように糸の輪を作り保持します（図7-b）。右手の示指を曲げて（☆）の部分の白糸の上をくぐらせ（図7-c）、（☆）の部分を上からすくいあげて輪に近づけます（図7-d）。右手の拇指と中指〜環指でつかんでいる白糸の端側を離すと同時に、右手の示指で白糸の端を輪の下から引き抜きます（図7-e）。右手で白糸の端を持ち直し、他の手技と同様に右示指で結び目を押し進めて締めます（図7-f）。

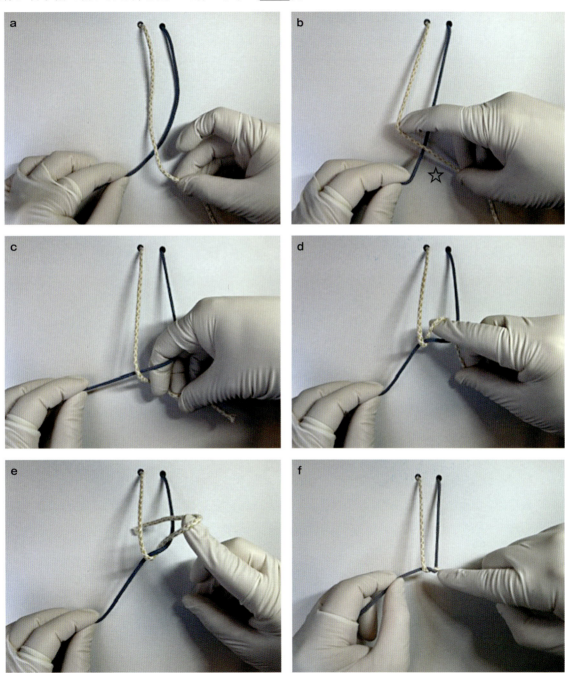

図7 片手結び：⑥示指で糸をくぐらせる手技（**web6**）

そのほかの手技1:外科結紮

　両手結びのおのおのの手技において、第1結紮時に糸の端を輪の中に2回くぐらせると外科結紮になります。代表的な手技として、①の手技での外科結紮を示します。

　白糸（左側の糸）は左手で、黒糸（右側の糸）を右手で持ち、さらに糸を手掌に乗せるように拇指と示指で糸の端側を持ちます（図8-a）。右手の黒糸を、左手の手背側を回旋するようにして糸の輪を作り、黒糸の端側を左手の中指と環指で挟むように持ち、右手の黒糸を離して白糸の端側に持ち替えます（図8-b）。環指で挟んだ黒糸の端を輪の中に引き入れ（図8-c）、左手の中指〜環指で黒糸の端側を持ち直し、拇指を下から輪の中に入れ、右手で白糸を反転させて左手の拇指と示指で白糸をつまむように持ちます（図8-d）。左手の手首の動きにより左示指で白糸を輪の上から中に通し、右手で白糸の端を持ち直します（図8-e）。結紮した結び目を右手の示指で押し進め（図8-f）、最後に緩みがないように結び目を締めます。第2結紮は男結びになるように結びます。

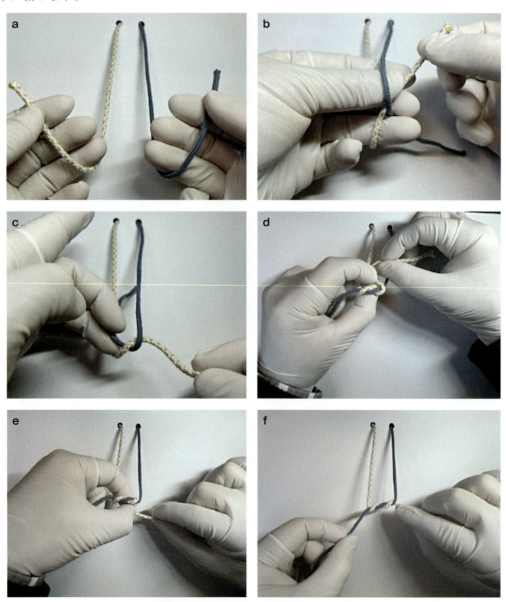

図8 そのほかの手技1:外科結紮（web7）

そのほかの手技2：機械結び

　持針器などの器具を使って二重結紮（男結び）を行う手技を示します。
　右手の持針器の先端に黒糸を時計回りに巻きつけます（図9-a）。持針器の先端で左側の白糸の端を持ち、輪の中に引き入れ（図9-b）、結び目を締めます。再度、白糸を右手の持針器の先端に反時計回りに巻きつけ（図9-c）、黒糸の端を輪の中に引き入れます（図9-d）。持針器で黒糸を引いて結び目を締めます（図9-e）。第1結紮時に持針器に2回巻きつけて同様に結紮すると、外科結紮になります（図9-f）。

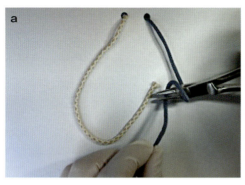
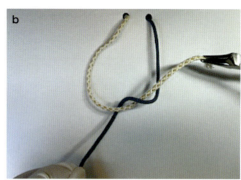
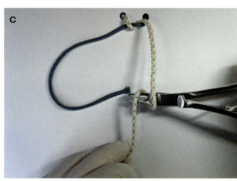
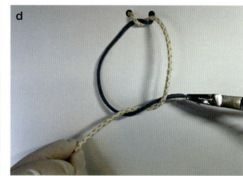
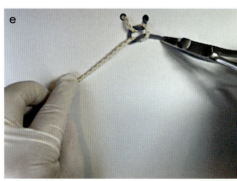
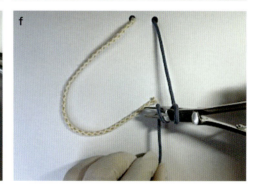
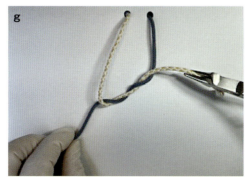

図9 そのほかの手技2：機械結び

ベテラン術者からのポイント解説

【両手結びのポイント】

①の手技では、右側の黒糸を左手の手背側を回旋するようにして糸の輪を作りますが、②の手技はその逆で、左側の白糸を右手の手背側を回旋するところが異なります。この結果、①と②の手技では結紮後の結び目が逆方向となり、これらを組み合わせると男結びになります。③と④の手技も同様の関係にあり、③の手技では左側の白糸が下で右側の黒糸が上になりますが、④の手技ではこの糸の上下が逆になります。その結果、結紮後の結び目が逆方向になり、これらを組み合わせると男結びになります。この他にも、①と③の手技を組み合わせても男結びになります。

おわりに

　糸結びの基本的な手技について解説しました。はじめは基本的な両手結びによる二重結紮の習得から始め、徐々に実施できる結紮手技を増やしていき、最終的には術野の状況に応じて臨機応変に素早く、確実な結紮ができるよう、事前に練習して習得しておくことが肝要です。

栁田知彦

1_2 | 止血・剝離操作

止血操作

手技の基本

外科手術に止血操作は必須です。出血している部位、組織の性状、出血の機序、出血部位周辺の解剖を理解して適切な止血法を選択する必要があります。

手順・ポイント

泌尿器科を受診される患者は高齢者が多く、そのため併存疾患を有している方も多いのが現状です。そのため、抗血栓作用のある薬剤を内服している患者も多く、観血的な処置や検査、手術などを行う場合には詳細に情報を聴取して、内服薬についても必ず確認する必要があります。緊急的な処置ではなく、計画的に行う処置や検査、手術であれば、抗血栓作用のある薬剤を休薬、もしくは薬剤を変更して臨むことが重要です。

外科手術において、出血が皆無の術式は存在しません。出血は術野の良好な視野を妨げ、適切な解剖の理解をも妨げるため、術中に出血をコントロールすることは非常に重要です。また、止血を十分に得ないままに手術を終了した場合には、後出血により再手術での止血術が必要になることや、血腫の感染に対して再手術による血腫除去、ドレナージ術が必要になることもあります。外科手術に臨むにあたっては、手術の際の出血を減らすべく解剖の知識を得ることや、術前に十分に画像の読影を行い血管の走行を把握する準備をしておくことが必要です。そのうえで、手術の際に起こり得る出血に対して、さまざまな止血法について習熟しておかなければなりません。

外科医に求められることは、①外科医と麻酔科医、スタッフの役割についての理解と情報の共有、②出血量を減らすための手術手技の選択や手技の精度の向上、③確実で効果的な止血法の習得、④手術器具やエネルギーデバイスへの精通が挙げられます[1]。

出血には①動脈性出血（拍動性で鮮紅色の勢いの強い出血）、②静脈性出血（動脈性ほどの勢いがなく、暗赤色の出血）、③毛細血管からの出血（色はやや鮮やかだが勢いのない弱い出血）があります。

各術式における出血に対する対応は後述しますが、止血法には、大きく分けて指圧法、圧迫法、塞栓法などの一時止血法と、血管結紮、焼灼法などの永久的止血法があります（**図1**）。出血点がわからないとき、それが動脈性を疑う急速で強い出血の場合には、焦らず速やかに創部を指やガーゼで押さえて圧迫します。圧迫点を少しずつ移動させて止血効果をみます。点状のときには指の先などを用いると、より狭い範囲で出血点がわかります。創腔内にガーゼを充填して止血を図ることもあります（タンポン法）。すぐには出血点を探しにいかず、10〜20分間圧迫することもあります。時間が経過したところで、サクションチップを用いて圧迫した部位を少しずつずらして緩めながら出血点を探します[2]。勢いが強ければさらに圧迫すること

があります。出血点が特定できたら、電気メスによる凝固止血や止血鉗子で血管をつまんで縫合糸をかけて結紮することもあります。動脈が特定できない場合には、周囲の組織ごと結紮する括約結紮法や収束結紮法を行います。

　静脈性出血では適切な圧迫により、大抵の場合、止血傾向が得られることが多いです。局所止血剤を密着させ、圧迫することでより効果的に止血できます。

　即時にエネルギーデバイスや結紮で止血できるときには、これらを試みるべきですが、すぐに対応できないときは、まずは圧迫止血にて出血をコントロールし、次の手段を講じるべく準備しましょう。このとき、必要なスタッフを集めることも重要です。

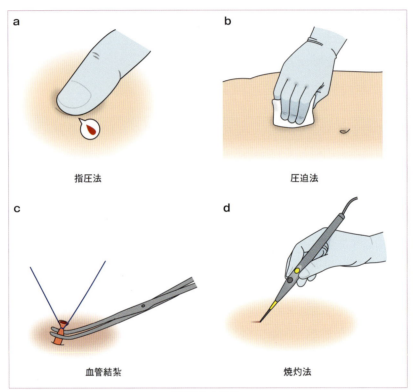

図1 止血操作

剥離操作

手技の基本

　剥離操作も外科手術では必須です。剥離する組織の性状、周囲の解剖などを理解したうえで、操作に用いる適切な器具を選択して、器具の特性を理解したうえで操作を行うことが必要です。

手順・ポイント

　皮膚切開以外の剥離操作は剥離剪刀や電気メス、剥離鉗子が用いられます。メスを用いる場合は鋭的剥離、

表 主に使用される剪刀

種類	用途	対象・部位
クーパー剪刀	切離・剥離	筋膜、靱帯、硬めの組織、糸、剥離操作
メイヨー剪刀	切離	筋膜、靱帯、硬めの組織、糸
メッツェンバウム剪刀	剥離	血管周囲、リンパ節郭清、細部や繊細な操作

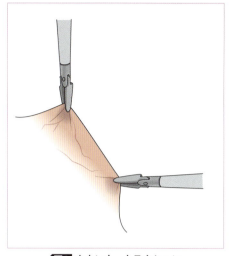

図2 カウンタートラクション

　その他の器具を用いて軟組織を押し広げるようにして剥がすときは鈍的剥離と呼びます。

　組織を安全に切離、摘出するためには対象となる組織が周囲の組織から遊離されている、すなわち連続性が断たれた状態にする必要があります。そのために必要な操作が剥離操作となります。剥離鉗子などを用いて鈍的剥離を行うときは、過剰な力で組織をちぎらないよう慎重に行うこと、剥離部位近傍の血管を引きちぎって損傷しないこと、十分に切り離されていない箇所は再度離断させることなどの注意点が挙げられます。

　剥離剪刀は組織を切るだけではなく、刃がついていない側の先端を使って組織を圧排したり、組織間を剥離してスペースを作ることにも使用されます。剪刀には一般的に使用される頻度が高いクーパー剪刀の他に、メイヨー剪刀、メッツェンバウム剪刀などがあります。刃先は、鈍的なものや、鋭的な（尖っている）もの、曲がっている曲型（反型）や、真っ直ぐな直型（直剪刀とも呼ばれる）など、さまざまなものがあります。クーパー剪刀やメイヨー剪刀のように名前がついたものだけではなく、「両鈍（両方鈍的な刃）」「片尖（一方のみ鋭的な刃）」「両尖（両方鋭的な刃）」など、名前がなくても、その剪刀の特徴をそのまま名称にしているものもあります[3]。それぞれ用途や対象組織、使用部位などで使い分けをします（**表**）。

　剥離の際には術者と助手で組織を牽引し、剥離部位に緊張をかけて（カウンタートラクションをかけて）その部位を切離します（**図2**）。剥離すべき組織の間には線維が存在します。組織間に引き剥がす力が加わると、この組織間の線維が引き伸ばされます。組織間をつないでいる線維を剪刀や電気メスで切離すると、その奥にある線維に牽引力が加わるようになります。適宜、把持する場所や牽引の方向を変化させ、新たに現れる引き伸ばされた線維を切り進めていきます。この操作を1ヵ所のみで行うのではなく、面で行うことで双方の組織に結合織を残した形で剥離が行えます。

　エネルギーデバイスには電気メスや超音波凝固切開装置、バイポーラシーリングデバイスなどがあります。なかでも使用頻度が最も高いものがモノポーラ電気メスです。電気メスと呼ばれますが実際には刃はついておらず、電極の一種です。身体に貼付した対極板（アース）との間に流れる電流の密度が最も高い部位、すなわち電気メスの先にエネルギーが集中し、組織が凝固切開されます。思うように切れない際にメスのように切る動作をすると接地面積が広くなり、さらに切れにくくなります。

引用・参考文献
1) 若狭哲. 心臓血管外科手術における止血の工夫. 日本臨床麻酔学会誌. 42（4）, 2022, 377-84.
2) 高野正行. 出血点がわからない場合の止血方法はなんでしょうか. 歯科学報. 120, 2020, 197-8.
3) 中島江里子. "手術室の器械・器具・共通器械". 手術室の器械・器具. オペナーシング春季増刊. 2008, 5-51.

片岡政雄

手術の実際

腎の手術

2_1　経皮的腎瘻造設術

尿管・膀胱の手術

2_2　経尿道的尿管砕石術（TUL）

2_3　経尿道的膀胱腫瘍切除術（TURBT）

2_4　膀胱瘻造設術

前立腺・尿道の手術

2_5　前立腺生検（経直腸・経会陰）

2_6　経尿道的前立腺切除術（TURP）

2_7　ホルミウム・ヤグレーザー前立腺核出術（HoLEP）

陰嚢内容臓器・陰茎の手術

2_8　高位精巣摘除術

2_9　精巣固定術（経鼠径）

2_10　精巣捻転解除術

2_11　陰嚢水腫根治術

2_12　環状切開術

第2章

腎の手術

2_1 経皮的腎瘻造設術

　経皮的腎瘻造設術とは、患者の腰背部から腎盂にかけてカテーテルを挿入し尿を体外に排出する尿路変向の手法です。尿路に閉塞起点があり水腎症となったときに、腎後性腎不全を回避する目的で行われます。また、経皮的腎砕石術などの手術の際に内視鏡を挿入する目的で留置されます。

手術のための解剖生理

腎の位置と周囲臓器との関連

　腎は後腹膜臓器であり、通常、第1〜2腰椎レベルで椎体の外側に位置します。冠状面、矢状面、横断面いずれの断面においても、傾いて位置しています。冠状面において長軸を結ぶ線が頭側で交差し、矢状面では腎上極部が後方に向かって傾斜しています。横断面では腎の短軸を結んだラインが前方で交差し、「ハの字」に配列しています（図1）。大きさは、長径が10〜12 cm、短径が5〜6 cm、厚さが4〜5 cmです[1]。

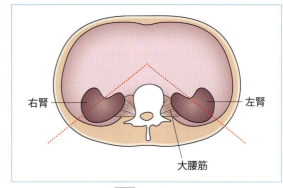

図1 腎の位置

　腎は周囲でさまざまな臓器と接しており、右腎では頭側で肝臓、内側で十二指腸・下大静脈、尾側で大腸肝彎曲部と近隣しています。左腎では前頭側で脾臓、内側に膵尾部、尾側で空腸や下行結腸に近接しています（図2）。穿刺の際は、これら周囲臓器の損傷に注意する必要があります。具体的には、頭側では胸膜損傷に注意します。第11肋骨より頭側からの穿刺は避け、肋間動静脈や肋間神経に注意し穿刺しましょう。外側では腸管損傷に注意します。一般的に腹膜は中腋窩線レベルで折り返して腹側へ向かうため、後腋窩線よりも背側での穿刺を原則とします。稀に、後腋窩線レベルまで結腸が入り込んでいることがあり（retrorenal colon）、事前にCTで確認しておきましょう。

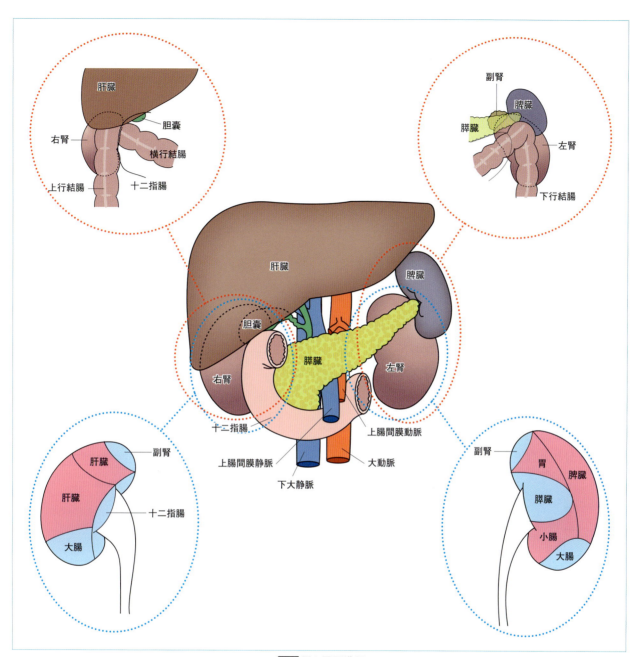

図2 腎と周囲臓器

腎杯の解剖と血管分布

腎実質は皮質と髄質からなります。髄質は腎錐体で構成され、先端は腎杯に突出し腎乳頭を形成します。腎乳頭一つひとつが小腎杯を形成し、数個の小腎杯が合流することで大腎杯となります。大腎杯が合流すると、一つの腎盂となり、尿管へと続きます。腎盂腎杯の形態分類としてSampaioの分類[2]や高沢分類[3]が知られています（図3）。

腎動脈は、腎静脈の後方、腎盂の前方を通り腎内に入ります。腎動脈は5本の区域動脈に分かれ、さらに髄質の間を走行する葉間動脈に分かれます。葉間動脈は皮質髄質間を腎被膜に沿って走行する弓状動脈になります。弓状動脈は多数の小葉間動脈を分岐します（図4）。

経皮的腎瘻造設術の際、太い動脈（腎動脈、区域動脈）の穿刺を避けるために、腎錐体－腎乳頭－腎杯と到達するラインで穿刺を行うのがよいとされています[4]（図5）。腎動脈の前枝と後枝の支配領域の境界は、腎の外側縁1〜2 cm後方に位置しており、Brödelの切開線（avascular line）と呼ばれています。腹臥位でのBrödelの切開線の位置は、前額面に対し50〜70°とされています。

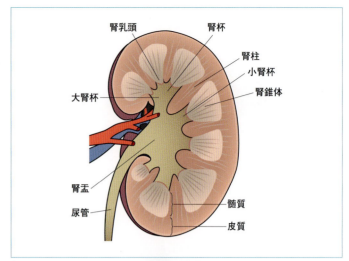

図3 腎実質

隣り合う腎錐体の間に入り込んだ皮質領域を腎柱という。

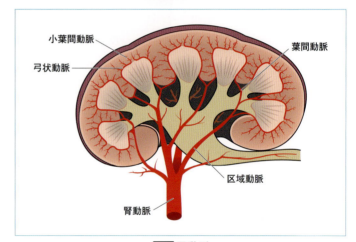

図4 腎動脈

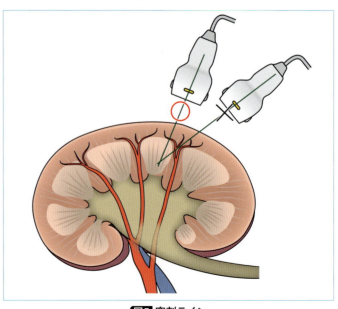

図5 穿刺ライン

術前計画

CT検査

腎臓の位置、大きさ、形状、動静脈と腎盂・腎杯との位置関係などを事前に把握しておく必要があります。穿刺ライン上に腸管（retrorenal colon）や隣接臓器がないか確認しておきましょう。

超音波検査

超音波検査で腎盂・腎杯の拡張の程度を確認しておきましょう（図6）。腎臓は体位によって動くことが知られています。腹臥位にこだわらず、側臥位や仰臥位などさまざまな体位で穿刺ラインを確認しておくとよいでしょう。また、超音波ガイド下穿刺後にニードルガイドからプローブと針を取り外す必要があります（図7）。事前に手技を確認しておきましょう。

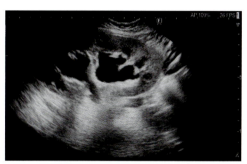

図6 腎盂・腎杯のエコー画像

術前管理

採血、尿検査、尿培養検査

手術前日に採血を行い、貧血、血小板低下、凝固異常や腎機能低下の有無などを確認します。また、検尿を採取し、尿路感染の有無を確認しておきましょう。細菌尿を認める場合は、尿培養も提出し抗菌薬投与を事前に行います[5]。

予防的抗菌薬投与

腎瘻造設術は、尿路の開放を伴う手術であるため、第1・2世代セファロスポリン系またはBLI配合ペニシリン系抗菌薬の単回もしくは24時間以内の投与が推奨されています[5]。

内服薬の確認

抗血栓薬など、休止が必要な薬剤の確認も行います。抗血栓薬を使用していた場合は、抗血栓薬の休薬の可否や休薬した際の代替療法の要否（ヘパリン化等）などを確認する必要があります。

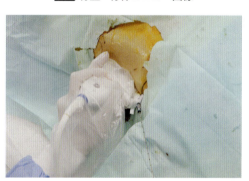

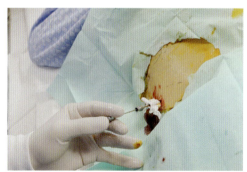

図7 超音波ガイド下穿刺

人員配置

当科では 図8 のような配置で行っています。患者は腹臥位とし、術者は患者の左側に立ちます。超音波装置、透視モニターは術者の左前に配置し、器械台は術者の右手側に配置します。

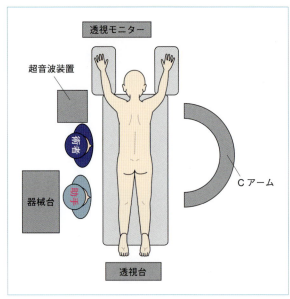

図8 人員配置

使用器具・機械・材料

腎瘻造設キットはさまざまな種類が存在し、pigtail 型、Malecot 型、腎盂バルーン型に分類されます。当科では主に腎盂バルーン型のキットを使用しています（ 図9 ）。

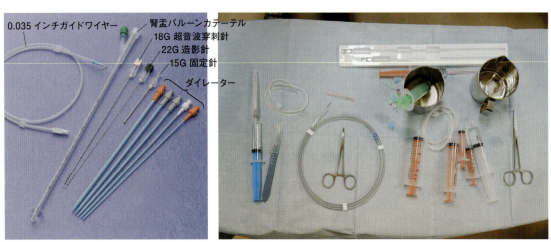

ネフロストミーキット　腎盂バルーン型
（画像提供：クリエートメディック）

図9 使用する器具

手術手順

①体位の確認

腹臥位での穿刺が、最も容易です。しかし、なかには長時間の腹臥位の保持が難しい場合もあります。特に患者の全身状態が不良な場合など、術中に腹臥位を保持できるか検討しておく必要があります。難しい場合は、半側臥位・仰臥位など別の体位で行うことも検討します。

②術前準備

- 患者は腹臥位とします。
- マーキング：10 – 12 肋骨、腸骨、脊柱起立筋をマーキングします（図10）。
- 穿刺部位の決定：超音波で腎臓を観察し、下・中腎杯を穿刺できる部位、角度を確認します。プローブはコンベックスよりマイクロコンベックスが望ましいです（図11）。
- 配置：透視モニター・超音波装置は術者の左前側に配置し、清潔野は術者の右手側の位置に配置します。
- 消毒：術野の消毒を行います。
- 局所麻酔：プローブにニードルアダプターを取り付け、超音波ガイド下に局所麻酔を行います。特に腎被膜周囲は痛みが強いため、しっかりと局所麻酔を行いましょう。

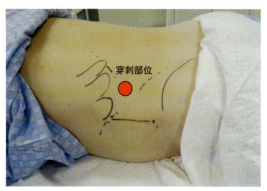

図10 マーキング

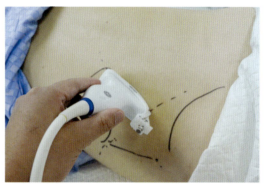

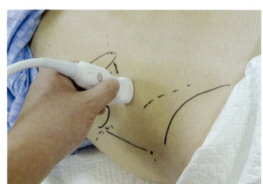

図11 エコーによる観察

③皮膚切開

　スピッツメスで1cm程度皮膚切開を加えます。皮下組織をモスキート鉗子で剝離します。15G固定針を皮下組織まで刺入します（図12）。

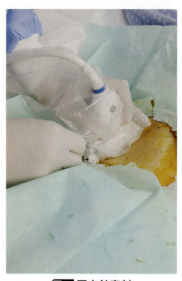

図12 固定針穿刺

④腎杯穿刺

　18G超音波穿刺針で腎杯穿刺を行います（図13）。呼吸静止の状態で穿刺したほうが、理想とする腎杯への穿刺が容易です。穿刺後、内筒を抜いて尿の流出を確認したら、穿刺針をニードルアダプターから外します。ここからは、穿刺針の深さを動かさないようにします。穿刺針をエクステンションチューブに接続し、シリンジで尿が吸引可能か確認します。尿が吸引可能であれば、造影して穿刺針が目的の腎杯に挿入されていることを確認します（図14）。問題なければ、0.035インチガイドワイヤーを挿入し、穿刺針を抜去します。なお、施設や症例によってはThin needle法で穿刺を行うことがあります。その際は、まず22G針で穿刺を行い、リードワイヤーを挿入します。リードワイヤー越しに18G超音波穿刺針で拡張し、0.035インチガイドワイヤーを挿入します。以降の手順は同様となります。

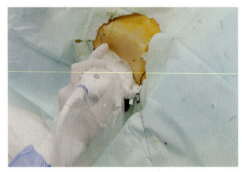
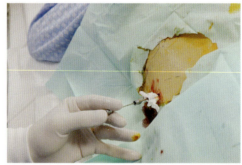

図13 腎杯穿刺

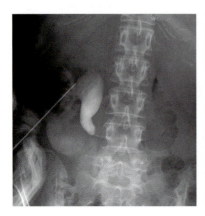
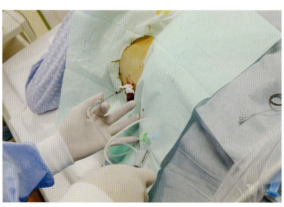

図14 穿刺針が腎杯に挿入されている

⑤拡張

　自施設で採用されている腎瘻造設キットの使用法に基づいて、目的のカテーテル外径の太さまで順番にダイレーションを行います（図15）。

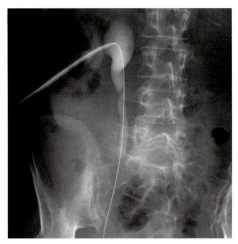
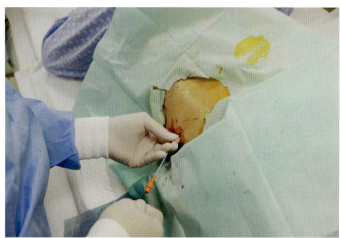

図15 拡張

⑥カテーテルの挿入

　十分にトラクトが拡張できたら、カテーテルを挿入します。挿入後、カテーテル先端の位置を造影して確認し（図16）、生理食塩液で腎盂内の洗浄回収が問題なく可能なことを確認します。

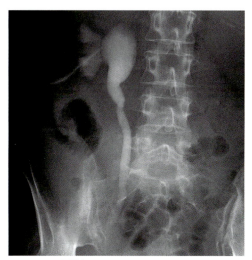

図16 カテーテル先端の位置

⑦固定

　カテーテルの先端の位置を決めたら、絹糸で皮膚とカテーテルを固定し、収尿器につなげます（図17）。

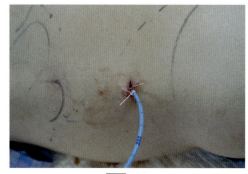

図17 固定

トラブル＆リカバリー

●創部から出血してしまった

皮膚切開や皮下組織の剥離を行う際に出血することがあります。多くは圧迫で止血可能ですが、止血が困難な際には、手術室に移動して麻酔下に皮膚切開部を広げて止血するのがよいでしょう。

●穿刺困難

超音波での観察時、適切な位置で腎盂・腎杯の描出が困難なことがあります。腸管が入り込んでしまうなど、臓器損傷のリスクが考えられる場合は、体位変換を行い、安全に穿刺できるラインを探しましょう。また、水腎が不十分で穿刺が難しいことがあります。腎盂・腎杯が拡張していなければ、穿刺の難易度も高くなります。このような場合は、ラシックスなどの利尿薬を投与すると、腎盂・腎杯が拡張し、穿刺が容易となることがあります。それでも腎盂・腎杯の拡張が不十分な場合は、一旦腎瘻造設術を中止し、腎盂・腎杯拡張の程度の経過を追い、適切なタイミングで再度造設術を予定しましょう。

●穿刺しても尿流出を認めない

超音波穿刺針で腎杯を穿刺し、内筒を抜去しても尿流出を認めないことがあります。この場合、先端が尿路外に逸脱している可能性があるので穿刺針を抜去します。その後超音波で腎周囲に出血や血腫形成がないことを確認し、再穿刺を試みましょう。

●腎周囲に血腫を形成してしまった

超音波穿刺針での穿刺が複数回に及ぶと、徐々に腎周囲腔への出血・血腫形成を認めます。超音波で高吸収域が出現し拡大を認める際は、血腫形成を強く疑ってください。軽度であれば問題ありませんが、エコー上経時的に増大傾向にある際や、腎盂腎杯の描出が不良となる際は、一旦中止も考慮しましょう。中止した場合は、必要に応じてCTで出血の評価を行い、採血で貧血の程度を評価します。出血が落ち着くまでは、入院を継続し、なるべく安静を保つように指導します。

●ガイドワイヤーが抜けてしまった

腎瘻造設術の途中でガイドワイヤーが抜けてしまうことがあります。気付いたらまずは穿刺部位から経皮的に造影を行い、穿刺したルートを確認しましょう。ルートが確認できれば、穿刺部位からガイドワイヤーの再挿入を試みます。しかし、実際は穿刺直後のルートからのガイドワイヤー再挿入は難易度が高く、再挿入が困難な場合も多いです。再挿入ができない場合は、穿刺のステップからやり直しが必要となります。

●ダイレーターが進まない

超音波穿刺針を穿刺後、カテーテルを挿入する前にトラクトを拡張する必要がありますが、ダイレーター挿入時に強い抵抗を感じることがあります。まずは無理に挿入せず、皮膚切開部・皮下組織剥離部を確認しましょう。皮膚切開や皮下組織の剥離が不十分で、その部位でダイレーターが引っかかってしまい進まなくなっている場合が多いです。そういった際は、皮膚切開や皮下組織の剥離を追加しましょう。それでもダイレーターの挿入に抵抗があり、腎被膜を貫通する部位で拡張が難しい場合は、無理して拡張せず、pigtail型のカテーテルを留置し、後日拡張をトライしましょう。

術後管理

術後合併症の管理

腎瘻管理は長期間となることがあり、さまざまな術後合併症が起こる可能性があります。患者とその家族にはあらかじめ説明しておき、術後合併症が起こった際には医療者と患者、患者家族が協力しながら対応していく必要があります。

出血・血尿

穿刺後に腎実質から出血を認めることがあります。まずは圧迫止血やカテーテルの一時的なクランプなどの処置を行います。術後24時間経過しても出血のコントロールがつかない場合は、腎動脈瘻の形成の可能性があります。腎動脈瘻を発症していた場合、選択的腎動脈塞栓術を行う必要があります。

尿瘻

腎周囲や後腹膜への尿瘻、穿刺部皮膚からの尿瘻が生じる場合、腎瘻からのドレナージができていれば穿刺部圧迫で対応します。

胸膜損傷・肺損傷

中、下腎杯穿刺では生じることが少ないとされますが、やむなく上腎杯や肋間での穿刺を行った場合に生じる可能性があります。腎瘻を抜去し、胸腔ドレーンを留置した後、持続吸引ドレナージが必要です。

腸管損傷

腸管を穿刺した場合、開腹での修復術が必要となる可能性があります。

感染症

穿刺術直後は、腎盂内の細菌尿が血管に入り、敗血症を生じることがあります。

利尿期

腎後性腎不全を呈していた場合は、閉鎖解除後の利尿に注意が必要です。回復期に入ると利尿期に入り、尿量が増加し、1日3,000 mL以上の多尿となる傾向があります。この場合、ときとして脱水となり、血圧低下、低カリウム血症などを呈することがあるので、水電解質バランスに注意が必要です。利尿期に入った場合は、尿量補正・負荷指示を出しておくとよいでしょう。

退院後の管理

4週ごとを目安にカテーテルを交換します。初回交換時は、透視下に交換することをお勧めします。通常、14-16Frの腎盂バルーンカテーテルに変更します。腎盂バルーンカテーテルに変更後は、絹糸での固定はせず、テープで固定します。

自然抜去した場合、速やかに来院してもらいましょう。ブラインド操作でスムーズに挿入できない場合、無理せず透視下で腎瘻挿入部位からの造影剤注入を試みましょう。皮膚から腎盂まで造影剤が通るのを確認できれば、細いダイレーターを皮膚から挿入し、ガイドワイヤーの挿入を試みましょう。ガイドワイヤーが挿入できない場合、再造設が必要となります。

引用・参考文献

1) 日本 Endourology・ESWL 学会. 上部尿路結石内視鏡治療マニュアル. 東京, インターメディカ, 2013, 95p.
2) Sampaio, FJB. et al. Anatomic Classification of the Kidney Collecting System for Endourologic Procedures. J Endourol. 2, 1988, 247-51.
3) Takazawa, R. et al. Proposal for a Simple Anatomical Classification of the Pelvicaliceal System for Endoscopic Surgery. J Endourol. 32, 2018, 753-8.
4) 井上貴昭ほか. PNL のトラブルを防ぐクリティカルステップ. Jpn J Endourol. 31, 2018, 180-3.
5) 日本泌尿器科学会. 泌尿器科領域における周術期感染予防ガイドライン 2015. 東京, メディカルレビュー社, 2015, 93p.

小名木 彰史・赤井畑 秀則

尿管・膀胱の手術

2_2 経尿道的尿管砕石術（TUL）

　経尿道的尿管砕石術（transurethral ureterolithotripsy：TUL）は上部尿路結石に対する手術治療のひとつです。TULは主に、尿管結石に対する第一選択の治療法となりますが、一部の腎結石に対しても適応となります（表1）。しかしながら、実際は施設の方針や術者の技量により、適応は拡大される傾向にあります。

表1 TULの適応となる尿路結石

結石部位	結石サイズ	治療
腎結石	長径10 mm未満	① ESWLまたはTUL ② PNL
腎結石	長径10 mm以上 長径20 mm未満	① TULまたはPNL ② ESWL
腎結石	長径20 mm以上	① PNL（ECIRS） ② TUL ③ ESWL
尿管結石	長径10 mm未満	① TULまたはESWL
尿管結石	長径10 mm以上	① TUL ② ESWL

ESWL（extracorporeal shockwave lithotripsy）：体外衝撃波砕石術
TUL（transurethral ureterolithotripsy）：経尿道的尿管砕石術
PNL（percutaneous nephrolithotripsy）：経皮的腎砕石術
ECIRS（endoscopic combined intrarenal surgery）：内視鏡併用腎内手術

手術のための解剖生理

　尿路結石はその存在部位により、上部尿路結石（腎結石、尿管結石）と下部尿路結石（膀胱結石、尿道結石）に大別されます。上部尿路結石と下部尿路結石の比率は、92：8であり、ほとんどが上部尿路結石です[1]（図1）。

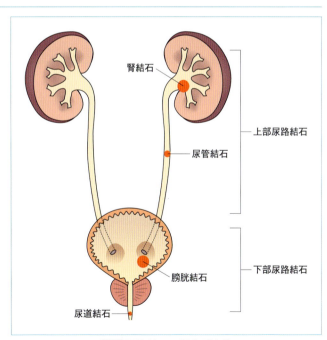

図1 尿路結石の部位別名称

術前計画（練習しておくべきポイント）

TUL は硬性尿管鏡あるいは軟性尿管鏡を使用して行います。一般的に、硬性鏡 TUL（rigid TUL：r-TUL）は中部〜下部の尿管結石、軟性鏡 TUL（flexible TUL：f-TUL）は腎結石および上部〜中部の尿管結石が対象となりますが、術中所見に応じて術式を使い分ける必要もあります。どちらの術式にも対応できるように、器具の準備をあらかじめ行うことが重要です。

TUL の術前準備において最も重要なポイントは、尿管鏡操作（特に軟性）の習熟です。外来や病棟の業務で、日常的に尿管鏡を扱うことはありませんが、軟性膀胱鏡を使用する場面は多いと思います。TUL の手術中は、片手での軟性尿管鏡操作が基本となります。日々の軟性膀胱鏡操作でも、手の回外・回内運動と手元の操作を組み合わせることで、出したい視野を迅速に出すことを心がけるようにしましょう。手元の操作と視野を一致させるよう、地道なイメージトレーニングが必要です。

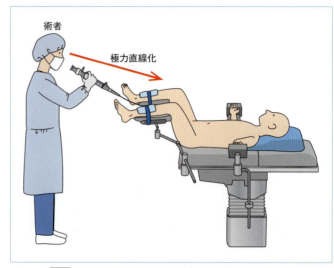

図2 TUL 手術時の基本姿勢（患者側面から見た図）

軟性尿管鏡操作の基本姿勢を 図2 に示します。重要なことは、尿管鏡のトルクが適切に伝わるように、軟性尿管鏡が外に出ている部分を極力直線化するような姿勢をとることです。その基本姿勢から、軟性尿管鏡の軸からの回転、手元の操作を組み合わせます。軟性尿管鏡に適切なトルクが伝わる状況であれば、手元を時計回りに動かすと、先端も時計回りに動くことを理解するようにしましょう。そこから手元の操作を組み合わせることで、上腎杯、下腎杯を観察します。

術前検査

CT 検査

術前には単純 CT を撮影して、結石位置、サイズの確認及び上部尿路の評価（走行、重複腎盂尿管の有無など）を行います（図3）。

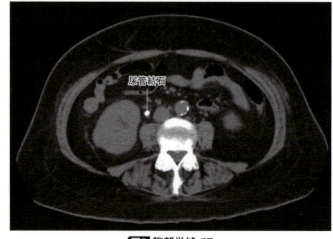

図3 腹部単純 CT

インフォームド・コンセント

　手術時間は、結石の位置、サイズ、性状によりますが、平均して30分〜1時間30分程度です。術中に砕石を進める過程で、"どこまで砕石できるか"を判断します。患者には、砕石しきれない可能性、尿管ステント留置のみで終了する可能性を必ず説明します。そのため、複数回の手術が必要になる場合があることも加えて説明する必要があります。

　合併症の詳細については後述しますが、頻度の高い合併症として尿路感染症があります。術後に尿路感染症が発症した場合には、速やかに抗菌薬投与を行い治療します。そのため、入院期間が延長する可能性についても説明が必要です。

術前管理

　術前日までは、飲食の制限は設けていません。術当日の朝から絶飲食とします。

抗菌薬投与

　尿路感染症の有無を確認して、尿路感染症が存在していれば、尿培養結果に基づいた適切な抗菌薬治療を行い、感染を鎮静化したうえで手術を予定するようにします。

内服薬の確認

　常用薬がある場合には、必須な薬剤のみ朝に内服します。

人員配置

　麻酔法は全身麻酔、脊椎麻酔、硬膜外麻酔がありますが、各施設の体制・適応に応じて決定します。麻酔導入後に砕石位として、モニター、砕石装置、X線透視装置、使用機器の準備を行います。人員配置及び機器配置の例を 図4 に示します。

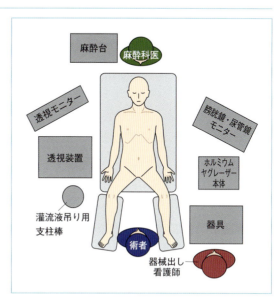

図4 手術室の配置（例）

使用器具・機械・材料

r-TUL と f-TUL の術式により準備する機器に違いはありますが、術中所見で柔軟に術式を使い分ける場面もあり、基本的にはどちらの機器も準備しておくとよいでしょう。

手術手順

r-TUL

①ガイドワイヤーの挿入（図5）

硬性膀胱鏡で尿管口を観察し、患側尿管にガイドワイヤーを透視下で挿入します。ガイドワイヤーは、センサーガイドワイヤー®を使用していますが、結石を通過しにくい場合や尿管が屈曲している場合にはラジフォーカスガイドワイヤー®を使用することもあります。無理に透視下でガイドワイヤーを挿入しようとすると、一見、結石を通過しているように見えても、ガイドワイヤー自体で尿管壁を損傷してしまうことがあります。

若手の先生が最初に行う手技のひとつですが、今後スムーズな手技を行うための重要な手技になります。

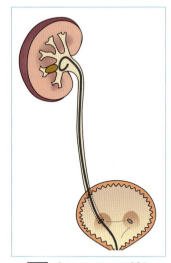

図5 ガイドワイヤーの挿入

②硬性尿管鏡の挿入（図6）

尿管口が大きく広がっているような形状の場合は、直接法にて硬性尿管鏡を挿入します。挿入方法は、まず硬性尿管鏡を立てて、先端部を尿管口の壁に引っかけ、セイフティガイドワイヤーを内視鏡視野の下方で見ながら、内視鏡を少しずつ倒して挿入します（おじぎ法）。先端部が尿管口の壁にうまく引っかからない場合は、硬性尿管鏡を90～180°回転してガイドワイヤーを視認しながら進めていきます（回転法）。壁内尿管を越えると尿管内腔が見えてくるので、内腔を視野の中央で視認しながら少しずつ進めていきます。

直接法で尿管鏡が挿入できない場合は、ワーキングガイドワイヤーを尿管鏡内に挿入して、ガイドワイヤー下での挿入を行います。セイフティガイドワイヤーを内視鏡で持ち上げてワーキングガイドワイヤーを尿管へ挿入すると、ワーキングガイドワイヤーとセイフティガイドワイヤーで尿管口が広がるので挿入しやすくなります。

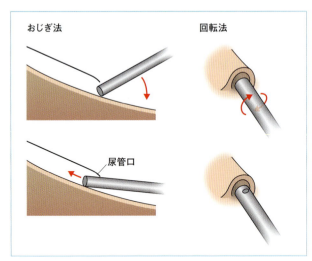

図6 硬性尿管鏡の挿入方法

③砕石（図7）および抽石（図8）

結石部まで尿管鏡を挿入したら、ホルミウムヤグレーザーあるいはリソクラストで砕石しますが、最近はほとんどの症例でホルミウムヤグレーザーを使用することが多いです。レーザーによる砕石法は次項のf-TULで紹介します。硬性尿管鏡での砕石片の抽石器具は、トライセップ®やバスケットカテーテルが用いられます。

④尿管ステントの留置（図9）

尿管浮腫や尿管狭窄を認めない症例、術中に尿管損傷を認めていない症例などは、術後尿管ステント留置は必ずしも必須ではありません。尿管ステントを留置する場合には、術中の尿管鏡所見によって留置期間を変える必要があります。

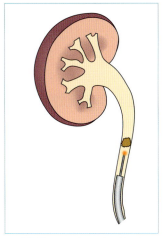
図7 レーザーによる砕石

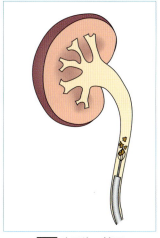
図8 砕石片の抽石

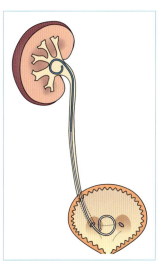
図9 尿管ステント留置

f-TUL

①ガイドワイヤーの挿入（図10）

r-TULと同様ですが、f-TULの場合は通常、尿管アクセスシースを挿入するので、ガイドワイヤーの先端は腎盂まで挿入します。このとき、ガイドワイヤー先端による腎盂壁損傷から血尿が増悪し、術中視野が不良になることを回避するため、不必要にワイヤーを腎盂内に進めないようにしましょう。

②硬性尿管鏡や逆行性腎盂尿管造影による尿管の観察

硬性尿管鏡で、尿管狭窄がないこと、尿管アクセスシースを挿入する部位に結石がないことを確認します。同時にアクセスシースのサイズを決めるため、尿管径を確認します。硬性尿管鏡での観察が困難であれば、逆行性腎盂尿管造影で代用することもあります（図11）。

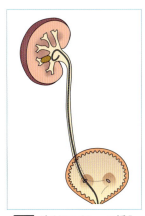
図10 ガイドワイヤーの挿入

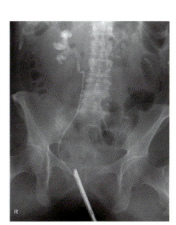
図11 逆行性腎盂尿管造影

③尿管アクセスシースの挿入（図12）

尿管アクセスシースの使用により、①結石までのアクセス性の向上、②術視野の明瞭化、③抽石効率の向上、④腎盂内圧上昇の予防効果を得ることができます。f-TUL においては、ほぼ全例で尿管アクセスシースを挿入します。

尿管アクセスシースの"太さ"は前項の尿管の観察所見によって決定し、"長さ"は主に性別と結石の位置により選定します。アクセスシースの挿入は必ず透視下で行い、挿入に抵抗が強い場合は無理に挿入してはいけません。尿管アクセスシースによる合併症は決して稀なことではなく、Traxer らは外径14Fr 尿管アクセスシースで約 46％ に尿管損傷を認めたことを報告しています[2]。挿入に抵抗が強い場合には、ダイレーターで尿管を拡張するか、尿管ステントを留置して、一旦手術を中止することも検討する必要があります。

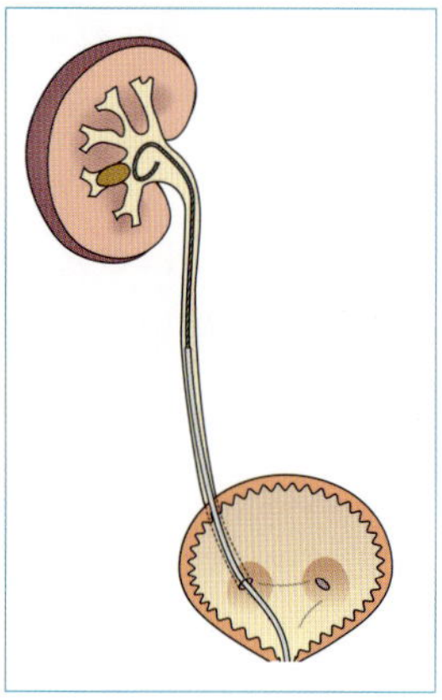

図12 尿管アクセスシース挿入

④軟性尿管鏡の挿入（**web1**）

尿管アクセスシース内に軟性尿管鏡を挿入して、視野の中央に尿管内腔を視認しながら進めていきます。

⑤軟性尿管鏡の操作

軟性尿管鏡の基本操作は進退と屈曲、回転操作ですが、そのなかで回転操作は慣れが必要な手技です。前述の通りですが、腎臓の軸に合わせて尿管鏡を回転することが大切です。右手で尿管鏡を保持する場合は、右腎では右手の回外運動、左腎では回内運動が主体となります。

⑥レーザーによる砕石（図13）

現在、f-TUL による砕石は、ほとんどの施設がホルミウムヤグレーザーで行っています。レーザーファイバーは腎盂内で尿管鏡を直線化、あるいはアクセスシース内に尿管鏡を納めた状態で挿入して、ファイバー先端が内視鏡視野の 1/4 くらい見えるまで挿入します。

砕石方法は、結石を掘りながら割ってブロック状に砕石して抽石する方法（fragmenting）（**web2**）や、レーザーファイバーを結石表面で動かして抽石が不要な程度（約 2 mm 以下）まで砂状に砕石する方法（dusting）（**web3**）などがあります。一般に、硬い結石には fragmenting が適していて、柔らかい結石には dusting が適していますが、結石自体が一様な硬さではないことが多いので、砕石しながらそれぞれの方法を使い分けることが大切です。また、腎杯内に小結石を多数認めている場合には、結石を舞い上がらせながら砕石する popcorn 効果による砕石方法もあります。

レーザー出力の設定は低出力（通常 energy 0.5J、rate 5Hz）から開始し、fragmenting の場合は rate を上げずに（3〜5Hz）、energy を上げて（1.0〜2.0J）、dusting の場合は energy を上げずに（0.2〜0.5J）、rate を上げます（10〜20Hz）。なお popcorn 効果を利用する場合は energy を上げて（1.0J）、rate も上げます（10〜20Hz）。

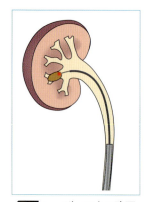

図13 レーザーによる砕石

⑦砕石片の抽石（図14）（web4）

先端にチップのないバスケットカテーテルを使用して抽石します。バスケットカテーテルは3本ないし4本のワイヤーにより楕円形や三角形のものがあります。基本的に術者の好みでそれぞれのバスケットカテーテルを使用しますが、腎結石の場合は4本のワイヤーから構成される楕円形のものが使いやすいでしょう。

バスケットカテーテルによる抽石方法は、尿管結石の場合は脇か上方でバスケットを開き、バスケットを引きながら結石をバスケット内に納めます。腎結石の場合は内視鏡を動かして、あるいは腎臓の呼吸性移動を利用してバスケットで結石をすくうように納める方法や、バスケットを腎杯に押し当ててバスケットのしなりを利用して結石を納める方法などがあります（図15）。

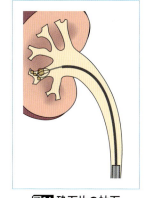

図14 砕石片の抽石

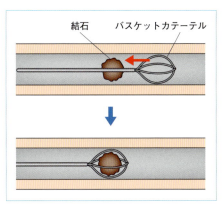

図15 バスケットカテーテルによる抽石

⑧尿管アクセスシースの抜去

砕石と抽石が終了したら、尿管損傷や尿管内残石の有無を尿管鏡で確認しながら尿管アクセスシースを抜去します。

⑨尿管ステントの留置（図16）

術後尿管ステントの留置は合併症のない症例では必須ではありません。当科ではf-TULのほぼ全例に尿管アクセスシースを挿入していますので、合併症のない症例でも短期間（1～2日間）留置しています。ダブルJ尿管ステントの長さは尿管長によって決定し、膀胱内のループは正中を超えないようにします。

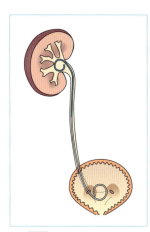

図16 尿管ステント留置

トラブル & リカバリー

●尿管損傷

　TUL における尿管損傷の Grade 分類を 表2 に示します[3]。TUL における術中の尿管損傷はさまざまな場面で起こり得ますが、多くは無理な尿管鏡操作、太いアクセスシースの挿入、レーザーの誤照射、抽石時の無理なバスケット操作などが主な原因です（図17）。尿管損傷に対する治療法は、損傷の Grade により異なります。Grade 1～2 までであれば術後尿管ステントの留置で治癒でき、ほとんどが尿管狭窄症にまで至ることはありません。尿管全周の、部分的にでも Grade 3 が起きた場合には、術後尿管狭窄の危険性が増します。また、損傷したまま手術を継続すると、灌流液の尿管外溢流や結石結晶の溢流により炎症を惹起し、さらに尿管狭窄の危険性が増す可能性があります。そのため Grade 3 の尿管損傷が確認された時点で、即時の尿管ステント留置を行い、手術を中止し、再度の手術を考慮する必要があります。Grade 4 の尿管断裂が起きた場合には、尿管再建術が必要になる可能性があります。部分断裂の場合には、尿管ステントが正しく挿入できるならばすぐに挿入して、後日尿管狭窄の有無を評価します。一方、全周性断裂の場合には、尿管再建術が必要となります。

表2 TUL における尿管損傷の Grade 分類（文献 3 より作成）

Grade	損傷の程度	頻度（%）	治療法
0	損傷なし	69.5	（術後尿管ステント留置）
1	尿管粘膜損傷のみ	16.4	術後尿管ステント留置
2	尿管粘膜・筋層を含む損傷	11.2	術後尿管ステント留置
3	尿管外膜穿孔を伴った／周囲脂肪がみられる損傷	2.7	即時尿管ステント留置
4	尿管断裂	0.4	即時尿管ステント留置／尿管再建術

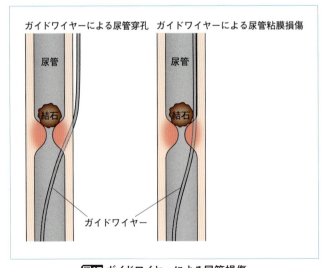

図17 ガイドワイヤーによる尿管損傷

術後管理

術後合併症の管理

　TUL の合併症の多くは軽微なもので、インターベンションを要さない尿管粘膜損傷（1.5%）や尿管穿孔（1.7%）です。尿管断裂（0.1%）や尿管狭窄（0.1%）は稀に発生します。尿管狭窄は術後晩期に発生します。尿管狭窄の治療法はその病変長によって決定されます。20 mm 以下の狭窄の場合には、尿管バルーン拡張術、尿路内視鏡的尿管切開術、内視鏡的切開＋バルーン拡張術が選択されます。一方、20 mm 以上の狭窄または再発性狭窄の場合には、尿管尿管吻合術や膀胱尿管新吻合などの、手術療法による尿路の形成が必要となります[1]。

　術後敗血症などの重篤な合併症（2.4%）も発生します。TUL 中の腎盂内圧が 30 mmHg 以上になった場合、周術期の有熱性尿路感染症や敗血症の危険因子とされています[3]。

引用・参考文献

1) 日本泌尿器科学会ほか. 尿路結石症診療ガイドライン 第 3 版. 埼玉, 医学図書出版, 2023, 238p.

2) Traxer, O. et al. Prospective evaluation and classification of ureteral wall injuries resulting from insertion of a ureteral access sheath during retrograde intrarenal surgery. J Urol. 189, 2013, 580-4.

3) Karakan, T. et al. Evaluating ureteral wall injuries with endoscopic grading system and analysis of the predisposing factors. J Endourol. 30, 2016, 375-8.

4) Peng, L. et al. Continuous intrapelvic pressure monitoring in flexible ureteroscopy : a bright prospect and some other concerns. World J Urol. 39, 2021, 4001-2.

秦 淳也

尿管・膀胱の手術

2_3 経尿道的膀胱腫瘍切除術（TURBT）

経尿道的膀胱腫瘍切除術（transurethral resection of the bladder tumor：TURBT）とは、硬性膀胱鏡と切除ループを用いて膀胱腫瘍を切除する手術です。TURBTの目的は、膀胱内のがんを取り除くこと、がんの悪性度と深達度を病理学的に診断することです。つまり、TURBTは治療と診断を兼ねている手術といえます。

手術のための解剖生理

膀胱壁は内側から粘膜、粘膜固有層、筋層の順に構成され、外側は脂肪組織で覆われています。膀胱がんの多くは粘膜から発生する尿路上皮がんです。T1以下の筋層非浸潤性膀胱がんとT2以上の筋層浸潤性膀胱がんに大別され、TURBT後の治療方針が大きく異なります（**図1**）[1]。

膀胱がんの75％を占める筋層非浸潤性膀胱がん[2]では、術後補助膀胱注入療法などの治療方針を決定するために正確なリスク評価を行う必要があります。適切な切除標本を得るために、層を意識して完全切除することが重要です。筋層浸潤性膀胱がんでは、筋層への浸潤を証明できる標本を採取することが、膀胱全摘除術などの次の治療につながります。

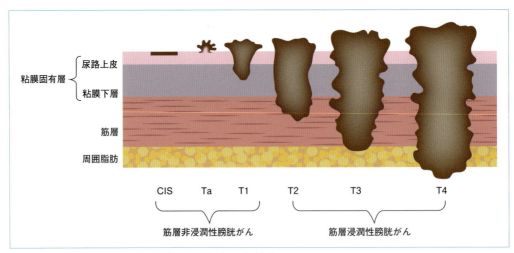

図1 膀胱がんの深達度（文献1より作成）

術前検査

膀胱鏡検査

膀胱がんを疑った場合は、外来で膀胱鏡検査を行います。膀胱腫瘍の部位、形状、周囲粘膜の変化、腫瘍の数・大きさをカルテに記載します。前立腺肥大や膀胱肉柱形成、憩室の有無、尿管口同定の可否も記載しておくと術前のイメージに役立ちます。文章だけではなく、写真や図も残します（図2）。

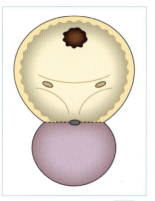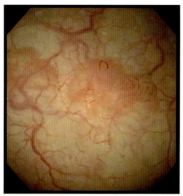

図2 膀胱腫瘍のイメージ

CT検査、逆行性腎盂尿管造影検査

CTでは単純および造影剤投与後の腎実質相、排泄層を撮像します（図3）。範囲は胸部～骨盤部で、CTを施行する目的は上部尿路病変の有無、転移巣の検索、膀胱壁外浸潤の有無を判断することです。上部尿路病変が疑われた場合は、当科では尿管カテーテル法による分腎尿細胞診採取および逆行性腎盂尿管造影検査を施行（図4）したうえで尿管鏡検査を検討しています。

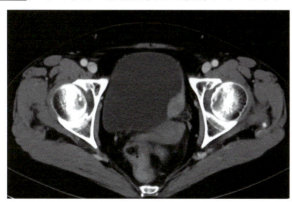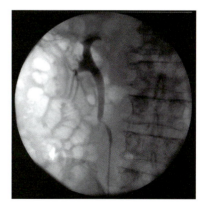

図3 造影CT画像　　　　　図4 逆行性腎盂尿管造影

MRI検査

膀胱がんの深達度は主にMRIで評価します（図5）。近年、VI-RADSのスコアが提唱されています。T2強調像、拡散強調像、造影MRIの各シーケンスで個別に5段階のスコアをつけ、総合的にカテゴリー1～5に分類します（表）[3]。

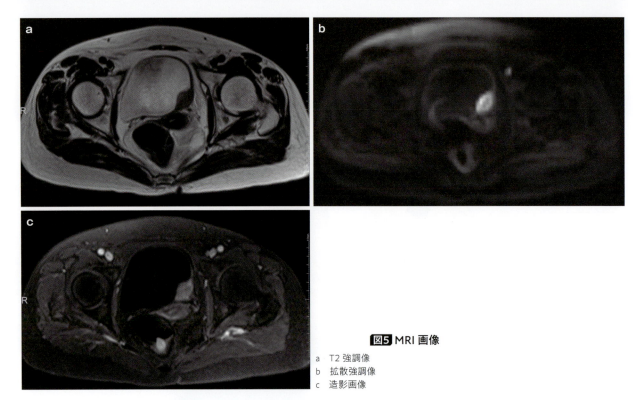

図5 MRI 画像
a T2 強調像
b 拡散強調像
c 造影画像

表 VI-RADS によるカテゴリー分類（文献 3 より作成）

	カテゴリー
1	筋層浸潤の可能性が非常に低い
2	筋層浸潤の可能性が低い
3	筋層浸潤があるか五分五分である
4	筋層浸潤の可能性が高い
5	筋層浸潤、筋層を超えた進展の可能性が非常に高い

尿細胞診、PSA 測定

　尿細胞診を必ず提出します。特に高異型度尿路上皮がんの検出に優れています。

　当科では、中高年の男性患者には血液検査で PSA 測定を必ず行っています。高値の場合は TURBT と同時に前立腺生検を行うことを提示します。

術前計画

術中に起こり得る合併症のリスクの把握

　膀胱鏡所見と画像評価により腫瘍サイズや深達度を評価し、切除の仕方をイメージします。また、前立腺のサイズや膀胱壁の厚みを確認し、尿道損傷や膀胱穿孔などの合併症の発生リスクを把握しておきます。

インフォームド・コンセント

術前のインフォームド・コンセントでは、上記以外に起こり得る合併症として、血尿、尿路感染症、尿道狭窄についても説明します。

術前管理

術前処置

前日夜に下剤内服、手術当日の朝に浣腸を行います。当日は禁飲食とします。

深部静脈血栓症・肺塞栓症の発生予防

弾性ストッキングおよび間欠的圧迫法で下肢深部静脈の血栓形成を予防します。ただし、間欠的圧迫法は末梢動脈疾患のある患者では血流障害を増悪させる可能性があり禁忌です。術中に十分な血栓予防ができなかった場合は、離床前に下肢静脈エコーを施行し血栓が形成されていないか確認する必要があります。

内服薬の確認

抗血栓薬を内服している患者では、処方元であるかかりつけ医に休薬の可否を確認します。当科では休薬期間が院内ガイドラインで規定されています。脳梗塞や心筋梗塞のリスクが高いために抗血栓薬を休薬できない場合は、麻酔科に全身麻酔を依頼し、術中は止血凝固を入念に行います。

術当日は禁食となるため、糖尿病薬の休薬が必要となります。当科では休薬期間（例：メトホルミンは2日前から休薬）が院内ガイドラインで規定されています。休薬中は血糖値を1日4検施行します。普段の血糖コントロールが不良な患者の場合は、糖尿病科に血糖管理を依頼します。

人員配置（図6）

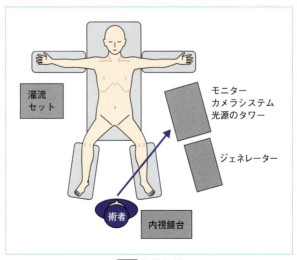

図6 人員配置

使用器具（図7）

オブチュレーター
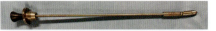

内筒
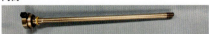

外筒
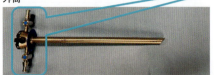

組み立て後
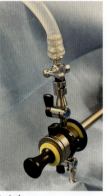

灌流セット
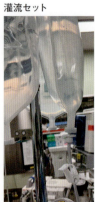

オブチュレーターを内筒に挿入し、さらに26Frの外筒に挿入します。外筒に灌流セットを接続します。持続灌流しながら手術が可能です。

光学視管（30°と70°）
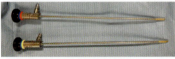

観察用のワーキングエレメント
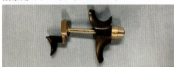

切除用のワーキングエレメント
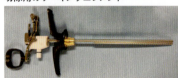

ループ電極とボーラー電極
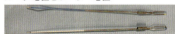

生検鉗子
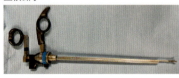

組み立て後の観察鏡
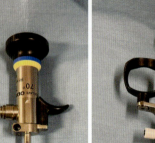

70°の光学視管を観察用のワーキングエレメントに挿入します。

組み立て後の切除鏡
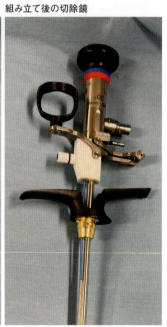

30°の光学視管を切除用のワーキングエレメントに挿入し、電極を装着します。電極を装着しないと灌流液が隙間から漏れてしまいます。

図7 使用器具の名称と組み立て方

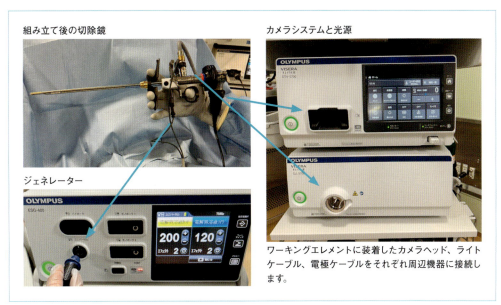

図7 使用器具の名称と組み立て方（つづき）

手術手順

①術前準備

患者は砕石位とします。レビテーターに脚を載せ、体位をとります。膝や腓骨神経を圧迫していないかを確認します。関節の運動制限がある場合は、砕石位をとる際に無理のない範囲での開脚になるように注意します。

②麻酔

腰椎麻酔もしくは全身麻酔で行います。尿管口外側～側壁の腫瘍があれば、閉鎖神経ブロックを併用します。腫瘍サイズが大きい場合は切除に時間がかかるため、全身麻酔が望ましいです。経験上、側壁の浸潤性がんでは閉鎖神経ブロックを施行していても神経反射が起こることがあるため、筆者は全身麻酔下に筋弛緩剤を使用して行うように麻酔科に依頼しています。

③膀胱鏡の挿入（図8）

膀胱鏡を挿入しやすいよう、カテーテルチップを用いて尿道にゼリーを注入します。慣れた術者は盲目的に膀胱鏡を挿入していますが、男性では尿道狭窄や前立腺肥大により挿入困難なことがあります。挿入時に少しでも抵抗を感じた場合は、30°の観察鏡を用いて尿道や前立腺、膀胱頸部を確認しながら挿入します。狭窄があり挿入困難な場合は、ガイドワイヤーを膀胱内まで確実に留置し、ガイドワイヤー沿いにダイレータで拡張します。

女性の場合は挿入困難をきたすケースは少ないですが、骨盤臓器脱により外尿道口を同定できないことがあります。その場合も30°の観察鏡で直接見ることが有効です。

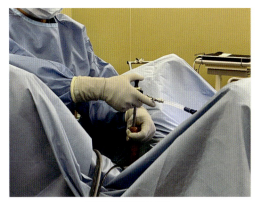

図8 膀胱鏡の挿入

④膀胱内の観察、マーキング

　70°の観察鏡を用いて系統的に観察します。膀胱内に入ってしまったゼリーや血尿などにより視野不良な場合は何度か灌流液を入れ替えます。視野不良が続く場合は、応急処置として出血部位を止血します。観察する順番は、①三角部→②右尿管口→③左尿管口→④後壁→⑤右側壁→⑥頂部→⑦前壁→⑧左側壁→⑨頸部、前立腺部尿道というように決めておくとよいでしょう（図9）。微小病変を見落とさないためには、遠目にならないようにすることが大事です。筆者は奥から手前へと観察鏡を動かして「くまなく、舐めるように」観察することを心掛けています。また、灌流液を注入しすぎると膀胱壁が進展しすぎてしまい微小な乳頭状変化を見落としやすくなるので注意が必要です。メイン腫瘍の周囲に微小な乳頭状変化や不整粘膜が広がっている場合は、あらかじめ切除範囲をマーキングしておきます。切除後に辺縁が浮腫状となり正常粘膜との境界が分かりにくくなるためです。

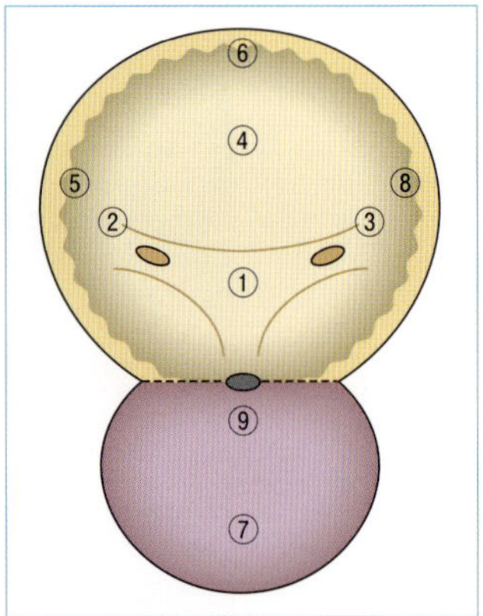

⑤生検

　30°の光学視管をセットした生検鉗子を用います。後に膀胱全摘除術を行う可能性が高い症例では、男性では前立腺部尿道、女性では膀胱頸部の生検を行うことで、尿道摘除を行うべきかの判断材料になります。前立腺部尿道では精阜付近5時7時方向を生検します。

　CISの随伴が疑われる場合はTURBT時にランダム生検が推奨されます[4]。筆者は尿細胞診陽性例は、発赤性粘膜がなくてもランダム生検（三角部・後壁・右壁・左壁・頂部・前壁・頸部・前立腺部尿道）を行っています（図10）。

⑥腫瘍切除（web）

　ループが組織に接していない状態から放電させ、組織に接触したら奥から手前にループを引きます。ループはゆっくり動かしたほうが切除面からの出血が少なくてすみます。ループの動きが膀胱壁の彎曲に沿うように意識します。頂部や前壁ではワーキングエレメントを上下反転させます。前壁に腫瘍が存在しワーキングエレメントを反転させても十分に腫瘍が視認できない場合は、助手に腹壁より膀胱を圧迫してもらうことも有効ですが、膀胱穿孔しないよう特に注意が必要です。

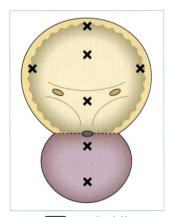

図9 膀胱内の観察

図10 ランダム生検

若手が失敗しやすいポイント！
焦ってループを早く動かしてしまい、予測していたよりも深く切除してしまう。

ベテラン術者からのポイント解説
ストロークを開始したらゆっくりループを動かし、組織に接触したら徐々に深く入れ、手前では切除している組織を浮かせるようにしてループを少しずつ浅くして切除します。憩室は壁が薄いので、憩室内腫瘍を切除する際は特に慎重に行います。

小さい有茎性腫瘍では、茎部の位置を最初から把握できているため、1〜2回のストロークで粘膜固有層も含めて切除します（図11）。浸潤がんである可能性は低いですが、検体内に粘膜固有層および筋層が含まれていないと正確な深達度評価ができないため、筆者はTURした後の深層を生検して別に提出しています。

　大きい有茎性腫瘍では、突出した病変を端から切除し茎部の位置を明らかにした後、茎部を粘膜固有層も含めて切除します（図12）。深層は固有筋層が検体に含まれるようTURします。

　大きい広基性腫瘍は浸潤がんである可能性が高く、前述した腫瘍よりも深い切除が必要です（図13）。端から順序よく切除しますが（図14）、切除する深さは一定とし切除面が平坦になるようにします。図15のように筋層が露出するまで切除することが望ましいですが、図16のように膀胱周囲脂肪が透見された後も膀胱を拡張し続けると、膀胱壁の薄くなっている部分が裂けて穿孔することがあるので注意が必要です。

　進行した症例では、筋層深部まで切除しても腫瘍組織が残存していることがあります（図17）。当然のことながら、深すぎる切除により膀胱穿孔が生じることがあるので、筋層深部まで切除したら切除面を平坦にして終了します。

> **若手が失敗しやすいポイント！**
> 灌流液を注入しすぎて膀胱壁が薄くなり、予測していたよりも深く切除してしまう。

> **ベテラン術者からのポイント解説**
> 灌流液の注入速度を調整して膀胱壁が進展しすぎないようにします。肉柱形成のある患者では、膀胱壁が薄くなっていることに術者が気付かず切除が深くなりすぎることがあり、特に注意が必要です。

> **若手が失敗しやすいポイント！**
> 大きな腫瘍をやみくもに切除して出血点がわからなくなってしまう。

> **ベテラン術者からのポイント解説**
> 切除面を平坦にすることで、出血点がわかりやすくなります。

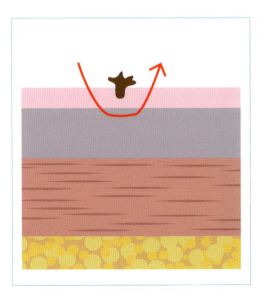

図11 小さい有茎性腫瘍の切除イメージ
腫瘍を1〜2回のストロークで切除することが可能である。

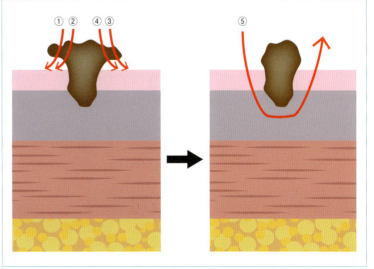

図12 大きい有茎性腫瘍の切除イメージ
端から切除して腫瘍の茎部の位置が把握できたら一塊にして切除する。

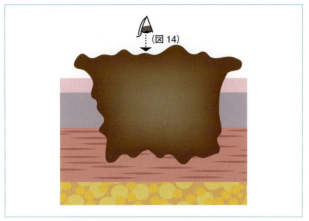

図13 大きい広基性腫瘍の切除イメージ

広基性腫瘍では、筋層まで浸潤している可能性があり、ストローク回数は多くなる。

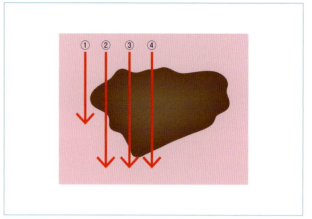

図14 切除順序イメージ

端から順序よく切除する。切除する深さが一定になるように心がける。

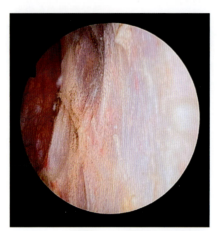

図15 筋層の露出

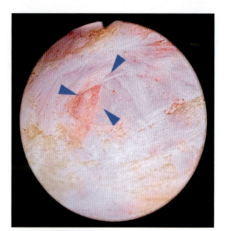

図16 膀胱周囲脂肪の透見

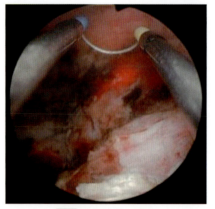

図17 腫瘍組織の残存

⑦切除組織片の回収

エバキュエーターで切除組織片を回収します。膀胱が膨らんでいない状態でエバキュエーターを使用すると膀胱粘膜を吸引してしまうので、必ず灌流液を注入してから回収作業を行います。

⑧止血

ループ電極もしくはバイポーラ電極を用いて、生検・切除部位を凝固止血します。辺縁は血管が露出し再出血の原因になりやすいため必ず凝固します。辺縁以外は出血している部位のみを凝固止血します。過剰な凝固は強い瘢痕化形成の原因になります。また、膀胱周囲脂肪が透見される部位での凝固止血は、腸管熱傷のリスクがあるため行わないようにします。

⑨尿道カテーテル留置と膀胱洗浄

尿道カテーテルを留置し膀胱洗浄を行います。筆者は通常、20Fr、2wayの尿道カテーテルを使用しています。

膀胱洗浄を行い、血尿が強い場合は再度膀胱鏡を挿入して出血部位を止血します。膀胱頸部や前立腺からの出血には、尿道カテーテルの牽引固定が有効ですが、強く牽引しすぎないようにします。

トラブル&リカバリー

●尿道損傷

膀胱鏡挿入時に抵抗を感じたにもかかわらず、無理に進めると尿道損傷を起こします。男性の尿道の振子部では尿道腹側、球部では前立腺背側へ損傷することが多いため、膀胱鏡挿入時は陰茎海綿体側（腹側）を意識することが大切です[5]（図18）。偽尿道を形成してしまった場合は、直視下でガイドワイヤーを先に進めながら膀胱鏡を挿入します。最後の尿道カテーテル留置の際も、膀胱鏡下でガイドワイヤーを留置しておき、ガイドワイヤー沿いに尿道カテーテルを留置します。

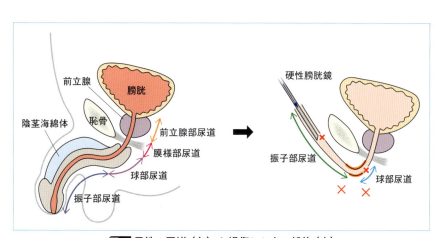

図18 男性の尿道（左）と損傷しやすい部位（右）

● 膀胱穿孔

　膀胱壁に深く切れ込んだときは、下腹部が膨満していないか、超音波で膀胱と腹壁の間にフリースペースがみられないかを確認します（図19）。小さい穿孔であれば7日間以上尿道カテーテルを留置し、抜去時に膀胱造影を行いリークのないことを確認します。大量に腹腔内に灌流液がリークした場合は、開腹してドレーンを留置します。膀胱壁の損傷が大きい場合は損傷部位を縫合します。

● 尿管口閉塞

　止血凝固の際は尿管口の凝固を避けます。尿管口を直接凝固しなくても、近い場所で凝固すると組織が寄ってくるため注意が必要です（図20）。筆者は尿管口付近ではループ電極を用いてピンポイントで止血するようにしています。尿管口が確認できない場合はインジゴカルミンを静注して青色尿の流出を確認します。特に、上部尿路上皮がんの既往がある腎尿管摘除術後の患者は、健側の尿管口が閉塞すると腎不全・無尿となるため注意が必要です。実際に術後1日目に腎不全となり緊急で尿管ステントを留置した症例もありました。

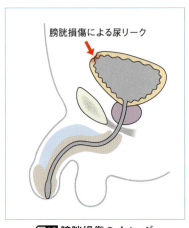
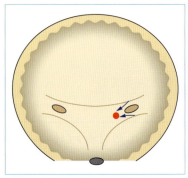

図19 膀胱損傷のイメージ　　図20 尿管口近くでの凝固止血時

術後管理

術後合併症の管理

　後出血を起こすと凝血塊が生じ膀胱タンポナーデになることがあります。特に抗血栓薬を服用している患者は要注意です。24Frなどの太い尿道カテーテルを留置し膀胱洗浄して凝血塊を除去します。膀胱洗浄を繰り返しても洗浄液が薄くならず、洗浄中に生理食塩液を入れて引いたらすぐに赤くなってくる場合は動脈性出血が疑われます。早急に麻酔下での経尿道的膀胱止血術を行います。

術後～退院までの管理

　術翌日から食事を再開します。尿道カテーテルは2～5日間留置します。

引用・参考文献
1) UICC日本委員会TNM委員会訳．"泌尿器系腫瘍：膀胱"．TNM悪性腫瘍の分類．日本語訳．第8版．東京，金原出版，2017，p276．
2) Compérat, E. et al. Clinicopathological characteristics of urothelial bladder cancer in patients less than 40 years old. Virchows Arch. 466, 2015, 589-94.
3) 日本泌尿器科学会ほか．"臨床所見記載法：画像診断"．腎盂・尿管・膀胱癌取扱い規約 第2版．東京，医学図書出版，2021，29-33．
4) 日本泌尿器科学会ほか．"診断：総論"．膀胱癌診療ガイドライン2019年版．東京，医学図書出版，2019，19．
5) 山本新吾ほか．"エンドウロロジーにおける手術機器の基本操作：Do and Not"．エンドウロロジー（Urologic Surgery Next 3）．東京，メジカルビュー社，2018，10．

加山 恵美奈

尿管・膀胱の手術

2_4 膀胱瘻造設術

　膀胱瘻とは、恥骨上部の下腹部から腹壁を通して膀胱との瘻孔を形成し、膀胱内にカテーテルを挿入してそのカテーテルから尿を体外に出す方法です。一時的にカテーテルを留置する場合と恒久的にカテーテルを留置する場合があります。尿道狭窄や尿道結石嵌頓、前立腺肥大症などに起因する膀胱出口部閉塞による尿閉で経尿道的に導尿できない場合や、外傷などによる尿道断裂を受傷した場合は一時的に膀胱瘻カテーテルを留置します。一方、脊髄損傷や二分脊椎による神経因性下部尿路機能障害を有しており、かつ清潔間欠導尿が困難な患者には恒久的な膀胱瘻カテーテル留置の適応となる場合があります。

手術のための解剖生理

　膀胱は骨盤腔の最も前部にあり、恥骨の後ろに位置します。そのため、膀胱と体表や恥骨との位置関係は男女でほとんど変わりません。膀胱の頭側には腹膜があり、その腹膜に覆われた腹膜腔に腸管が存在します（図1）。膀胱内に尿が少ない場合は腸管や腹膜が恥骨付近に位置するようになってしまい、膀胱瘻を留置する際に腹膜や腸管を損傷するリスクが高くなってしまいます（図2）。

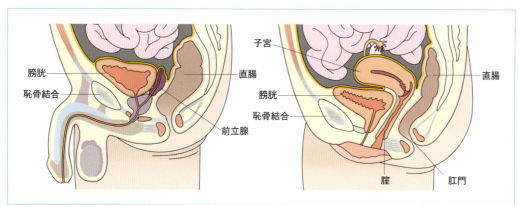

図1 膀胱周囲の解剖

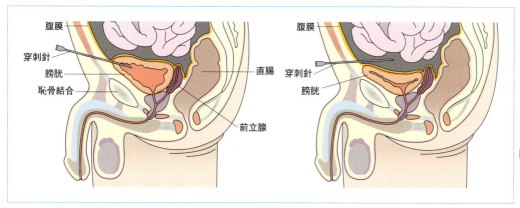

図2 膀胱内の尿量によって変化する膀胱と恥骨・腹膜の位置関係

術前計画

術式の選択

　膀胱瘻造設術で一般的に行われている術式は超音波ガイド下経皮的膀胱瘻造設術と開腹膀胱瘻造設術です。

超音波ガイド下経皮的膀胱瘻造設術

　患者に適した術式を選ばなければなりませんが、超音波ガイド下経皮的膀胱瘻造設術は開腹膀胱瘻造設術よりも合併症が少なく安全とされており[1]、多くの場合、超音波ガイド下経皮的膀胱瘻造設術が選択されます。

　造設時には合併症を避けるために、7-12Frのカテーテルを留置し、後日16-20Frのカテーテルに変更することがあります。

開腹膀胱瘻造設術

　骨盤骨折に伴う尿道損傷で膀胱瘻を造設したいが膀胱内の尿が少ない場合には、腸管損傷のリスクを避けるべく手術室で万全の体制をとり、十分な皮膚切開を行って開腹膀胱瘻造設術を行うことも検討すべきと考えられます[2]。また、肥満患者、骨盤手術の既往がある患者、恥骨と臍の間隔が短い患者では、体表から膀胱瘻を造設する穿刺ライン上に腸管が存在する可能性が高くなると報告されており[3]、そのような患者の場合にも開腹膀胱瘻造設術が選択肢となります。造設時から18-22Frのカテーテルを留置します。

術前検査

超音波検査

　超音波ガイド下で行う場合には術前に超音波検査を行うのは当然ですが、開腹で造設する際にも術前に超音波検査を行うことは重要です。膀胱では、蓄尿量によって体表から膀胱壁までの距離が変化します。そのため、蓄尿量が少ない場合には膀胱と体表の間に腹膜・腸管が入り込んでしまう場合があります。体表と膀胱の間に腸管が入り込んでしまうと、超音波ガイド下でも開腹でも腸管損傷のリスクが上がります。また、蓄尿量が少ないと開腹して膀胱壁を探す際に同定が困難であったり、膀胱壁に緊張がかからないために超音波ガイド下で超音波対応穿刺針を膀胱壁に穿刺しても膀胱壁を穿刺針が貫通できなくなったりしてしまいます。そのため、膀胱瘻造設前には超音波検査は必須です（ 図3 ）。

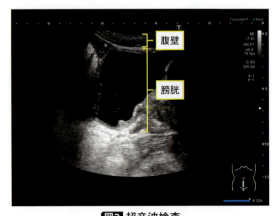

図3 超音波検査
腹壁と膀胱の間に臓器が入り込んでいないことを確認する。

CT検査

　CT検査は、骨盤内の腸管や子宮などの他臓器と膀胱の位置を超音波検査より把握しやすいという利点があります。特に骨盤外傷患者に膀胱瘻造設が必要となった際には、外傷によって骨盤内臓器の位置が変化していたり、骨盤内に尿や血腫が貯留していたりする可能性があるので、CTによる骨盤内の評価が必要となります。

インフォームド・コンセント

　患者とその家族には、なぜ膀胱瘻が必要であるのか、一時的な留置なのか恒久的な留置であるのかを最初にきちんと説明することが重要です。膀胱瘻挿入部を洗浄したり、たまった尿を廃棄したりすることは、本人はもちろんのこと家族の協力が必要になる場合があり、現状を理解していただく必要があります。理解していただいた後に、下記に記載してある「術前管理」「トラブル＆リカバリー」「術後管理」の内容や手術手順についてわかりやすく説明しなければいけません。専門用語を使わないように注意することも必要です。

術前管理

尿検査、尿培養検査

　下部尿路機能障害を有する患者に膀胱瘻を造設する場合などは、患者の尿がすでに細菌尿となっていることがあるため術前に尿検査を行っておくべきです。膀胱瘻造設術後には尿路感染症や尿の漏出による骨盤内膿瘍形成などが発症するリスクがあるので、術前に尿培養検査を行って感染症に備える必要があります。

予防的抗菌薬投与

　膀胱瘻造設術は、尿路の開放を伴う手術であるため、第 1・2 世代セファロスポリン系または BLI 配合ペニシリン系抗菌薬の 24 時間以内の投与が推奨されています[4]。

内服薬の確認

　超音波ガイド下・開腹のいずれにおいても出血のリスクがあり、抗血栓薬使用の有無を聴取することは重要です。抗血栓薬を使用していた場合はその処方医に連絡をとり、抗血栓薬の休薬の可否や休薬した際の代替療法の要否（ヘパリン化等）などを確認する必要があります。処方医より休薬のリスクが高いと判断された場合には、内服したままで膀胱瘻を造設するか、休薬して膀胱瘻を造設するかについて、患者にそれぞれのリスクを説明したうえで相談しなければなりません。

人員配置

超音波ガイド下経皮的膀胱瘻造設術

　患者は仰臥位とします。当科では、術者は患者の左側に立ちます。助手は術者の右側あるいは患者の右側に位置し、ガイドワイヤーの取り扱いや造影剤の注入を行います。透視のモニターや超音波装置モニターは術者の左側（患者の足側付近）に配置します。器械台は術者の右手に置きます（**図4**）。

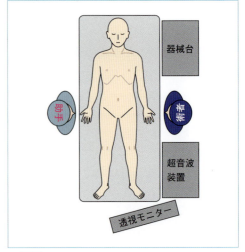

図4 超音波ガイド下経皮的膀胱瘻造設術の人員配置

開腹膀胱瘻造設術

　患者は仰臥位あるいは砕石位とします。いずれの体位でも可能ですが、砕石位にすると両下肢の間に助手が入って術野展開を手伝いやすくなるので、よりスムーズに手術を行うことができます。麻酔は腰椎麻酔あるいは全身麻酔で行うのが安全です。

　当科では全身麻酔下に患者を砕石位とし、術者は患者の左側に、第一助手は患者の右側に、第二助手は患者の両下肢の間に配置します（**図5**）。術中に透視を使用するので、診療放射線技師と透視をどのように入れるか事前に相談しておく必要があります。

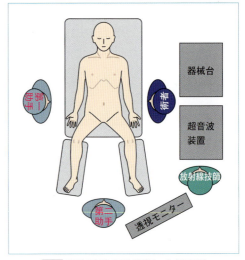

図5 開腹膀胱瘻造設術の人員配置

使用器具・機械・材料

超音波ガイド下経皮的膀胱瘻造設術

膀胱瘻造設キットはさまざまな種類が存在します。主に用いられるキットは以下の3つの手法のいずれかを採用したものです。

1. 膀胱を穿刺し、Seldinger 法に準じてガイドワイヤーを挿入後に穿刺トラクトを拡張してカテーテルを留置する。
2. Cannula 型の穿刺針を膀胱内に穿刺し、cannula の中を通してカテーテルを留置する。
3. カテーテル内に穿刺針が通してあり、穿刺針とカテーテルを一体として膀胱内に穿刺し、その後、内筒である穿刺針を抜去する。

当科では主に1を採用したキットを使用しています。

開腹膀胱瘻造設術

使用する手術器具は、一般的な小手術に使用する道具があれば十分です。安全に行うため、術中に超音波診断装置と X 線透視装置を併用します。

手術手順（*web*）

超音波ガイド下経皮的膀胱瘻造設術

①術前準備

患者は仰臥位とします。超音波にて、膀胱が十分拡張して、腹膜や腸管を頭側に押し上げ、体表から膀胱壁までの間に腸管を疑う所見（組織の蠕動や空気を示唆する所見など）が存在していないことを確認します。また、膀胱壁が筋・皮膚層に密着していることも確認します。

②皮膚切開

恥骨上縁1~2 cm の正中部に局所麻酔後、皮膚を1 cm 程度切開します。

③試験穿刺

超音波ガイド下にカテラン針で試験穿刺を行い、実際に針が皮膚から何 cm 挿入された部位で尿が回収できるかを確認します。

④膀胱穿刺

膀胱瘻用の穿刺針を用いて、前立腺を刺さないように一気に穿刺します。尿が噴出したところから1~2 cm 穿刺針を進めたところでそれ以上深くならないようにします。穿刺針から造影剤を注入し、穿刺針が膀胱内に入っていることを確認します。その後は自施設で採用されている膀胱瘻造設キットの使用法に基づいて、カテラン針で確認した深さまでカテーテルを進めます。その後、尿が回収できることを確認します。また、カテーテルの先端が内尿道口から尿道に入ることもあり得るため、生理食塩液で抵抗なく洗浄できることも確認します。

⑤固定

絹糸で皮膚とカテーテルを固定し、収尿器につなぎます。

開腹膀胱瘻造設術

①術前準備

恥骨〜下腹部を剃毛し、下腹部を平坦にするために腰の背側にタオル等を入れて、少し背屈させます。

②皮膚切開

膀胱を充満後、恥骨頭側に横切開3〜5 cm、筋膜は横切開を行い（図6）、腹直筋は鈍的に分けて膀胱前壁に到達します（図7）。

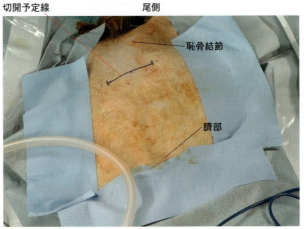

図6 開腹膀胱瘻造設術の皮膚切開予定線

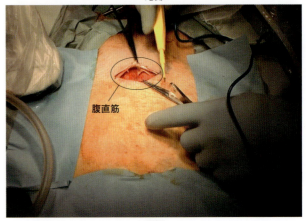

図7 開腹膀胱瘻造設術の皮膚切開と腹直筋の同定

③位置確認

開創器で視野を確保します。創部にプローブを当てて膀胱の位置を確認します（図8）。この際、創部を生理食塩液で満たすとプローブと体表の間に空気が入らなくなり、膀胱を描出しやすくなります。腹膜翻転部を避けて膀胱壁を2本のアリス鉗子または支持糸で持ち上げます。

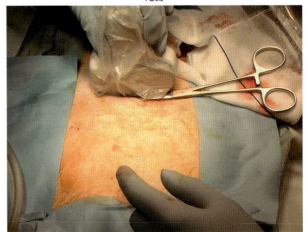

図8 開腹膀胱瘻造設術における超音波を用いた膀胱の位置の確認

④カテーテル挿入

　皮膚切開創の斜め上方に新たに小穴を穿ち、皮膚から膀胱露出部まで膀胱瘻用カテーテルを貫通させます（図9）。その後、尖刃で膀胱に穴をあけて、その穴から膀胱瘻用カテーテルを膀胱内に挿入します（図10）。カテーテルと挿入した穴の大きさに差がある場合には、挿入部周囲を吸収糸で巾着縫合します。

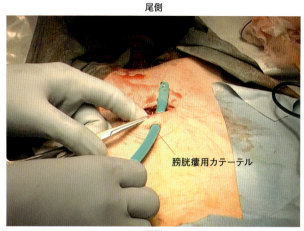

図9 開腹膀胱瘻造設術におけるカテーテルの表皮・皮下の挿入

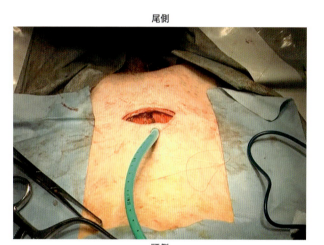

図10 開腹膀胱瘻造設術におけるカテーテルの膀胱への挿入

⑤透視画像による確認

　カテーテルから造影剤を注入し、透視にてカテーテルの先端が膀胱内にあることを確認します（図11）。

⑥生理食塩液による確認

　カテーテルから膀胱内に 200 mL 程度生理食塩液を注入してカテーテル周囲からの漏れがないことを確認し、漏れが多いようであれば吸収糸で補強のための結節縫合を行い適切な瘻孔の大きさにします。

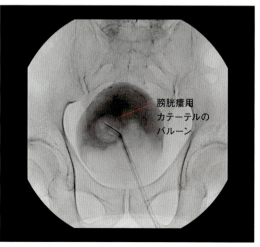

図11 透視による膀胱瘻用カテーテルの先端の位置確認

⑦固定

　膀胱露出部を生理食塩液で洗浄後、吸収糸で筋膜を縫合します。感染防御のために皮下組織を生理食塩液で十分に洗浄した後、皮膚縫合を行います（図12）。膀胱瘻用カテーテルを皮膚に絹糸で固定します。創部の感染リスクが高い患者の場合は、膀胱前腔にペンローズドレーンを挿入することを検討します。

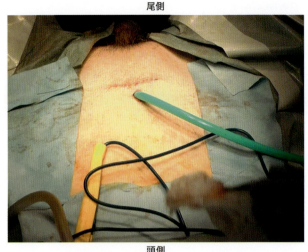

図12 開腹膀胱瘻造設術における閉創

トラブル&リカバリー

　膀胱瘻造設術時に起こり得るトラブルの種類は、超音波ガイド下でも開腹でも大きくは変わりません。ここでは主なトラブルとその対処法を挙げます。

● **創部から出血してしまった**

　皮膚切開やカテーテル挿入に伴って、皮膚や筋肉、膀胱壁から出血することがありますが、圧迫で止血できることが多いです。開腹膀胱瘻造設時には電気メスによる凝固や結紮によって確実に止血していきます。うまく止血できない場合には、小さな創にこだわらず、出血部を視認できるように創を広げたほうが安全です。超音波ガイド下経皮的膀胱瘻造設術時に出血した際には、最初は圧迫止血を試みてもよいですが、それでも止血を得ることができない場合には、手術室に移動して麻酔下に膀胱瘻挿入部を広げて止血するのがよいでしょう。

● **膀胱瘻造設が困難**

　膀胱内の尿が少ないなどの理由で膀胱の拡張が不十分な場合があります。膀胱が拡張していなければ、超音波検査にて恥骨上から膀胱を確認することが困難となり、開腹しても腹膜と膀胱を区別することが容易ではありません。また、膀胱壁を穿刺針で穿刺することができるのは、膀胱が拡張することで膀胱壁に緊張がかかるためです。術前の評価では膀胱が十分に拡張していると判断しても、穿刺を試みたら予想していたより膀胱壁に緊張がかかっておらず穿刺できない場合や、術中に超音波検査を再施行したら膀胱の拡張が軽減している場合があります。このような場合は、可能であれば経尿道的に膀胱内に生理食塩液を注入したり、利尿剤を投与したりして膀胱がさらに拡張するのを期待します。それでも膀胱を十分に拡張することができなければ、一旦膀胱瘻造設術は中止して膀胱拡張の程度の経過を追い、適切なタイミングで再度膀胱瘻造設術を行わなければいけません。

● **周辺臓器の損傷**

　膀胱瘻造設術では周辺臓器（腸腹膜、血管等）の損傷の可能性があり、腸の損傷の場合は、開腹での修復術が必要な場合があります。術中は腸管損傷の可能性を念頭に置き、使用する道具に便汚染が起こっていないか注意しなければいけません。術後も創部汚染・発熱・疼痛などの徴候に注意し、疑わしければ術後CTにて確認すべきです。腹部手術の既往があれば、癒着の可能性があるためより注意が必要で、特に骨盤内手術の既往があれば、膀胱が通常とは異なって変移している可能性があります[5]。また、手術操作によって膀胱の後壁や前立腺を損傷してしまうこともあるので注意しなければいけません[6]。

術後管理

術後合併症の管理

　膀胱瘻管理は長期間となるため、さまざまな術後合併症が起こる可能性があります。患者とその家族にはあらかじめ説明し、術後合併症が起こった際には医療者と患者、患者家族が協力しながら対応していく必要があります

出血・血尿

　カテーテルやバルーンによる刺激によって、カテーテル挿入部から出血したり、血尿を生じることがあります。ほとんどがすぐに改善して貧血が進行するようなことはありませんが、出血・血尿を回避できるようにカテーテルの変更などを検討する必要があります。貧血が進むような出血が起こる場合には、止血術を行わなければなりませんが、膀胱がんや前立腺がんなどの悪性疾患発生の可能性を考えスクリーニング検査を行う必要があります。

感染症

　膀胱瘻造設直後には穿刺部の皮膚に感染を起こすことがあります。その際には抗菌薬の軟膏を塗布することが効果的です。また、膀胱瘻留置から1ヵ月程度が経過すると多くの症例で細菌尿がみられるようになりますが[7]、細菌尿になったとしても自覚症状はなく、抗菌薬を投与する必要はあまりありません。発熱や下腹部痛などの訴えがあった際には抗菌薬加療を検討します。

カテーテルによる膀胱刺激症状

　カテーテルによる膀胱刺激症状が強い場合には、症状を軽減するためにカテーテルの変更を検討します。バルーンより先端のカテーテル部分が短いもののほうが膀胱粘膜に対する刺激が少ないとの報告もあります[8]。

カテーテルの自然抜去

　カテーテルが自然に抜去してしまう可能性があります。自然抜去した場合には、膀胱瘻がすぐに閉じてしまうために至急カテーテルを再挿入する必要があります。カテーテルの再挿入ができなければ再度膀胱瘻造設術をしなければなりません。患者やその家族には、カテーテルが自然抜去した場合には直ちに来院してもらう必要があることを説明しておきます。

膀胱結石

　膀胱瘻管理においては、約20%の患者で膀胱結石が形成すると報告されています[9]。膀胱結石形成を回避するには、尿量の維持や尿路感染・尿混濁の予防、尿のアルカリ化の予防が挙げられます。膀胱結石があると、血尿やカテーテルのバルーンが割れることによるカテーテル自然抜去のリスクが高くなってしまうため、破砕術を検討します。

悪性腫瘍の発生

　膀胱内の長期留置カテーテルによる慢性的な刺激と繰り返す尿路感染症が、膀胱悪性腫瘍の発生率を上昇させることは指摘されており、非カテーテル留置患者の膀胱がん発生率が0.3%であるのに対し、長期留置カテーテル患者は1.1%であるとの報告があります[10]。カテーテル管理をしている患者には定期的な悪性疾患のスクリーニング検査を行う必要があります。

皮膚障害

　膀胱瘻留置後、カテーテルによる物理的刺激や瘻孔周囲からの尿漏れ、テープ貼付などによる皮膚障害が発生することがあります。膀胱瘻留置からまもない時期は、膀胱瘻留置部付近の皮膚の状態を確認し、患者ごとに最適なカテーテルの固定法、カテーテルサイズ、テープの種類などを検討していく必要があります。

退院後の管理

　4週ごとを目安にカテーテルを交換します。初回交換時は、透視下もしくはガイドワイヤーを使用して交換するほうが確実です。初回交換後は、基本的には絹糸での固定はせずにテープでの固定のみとします。

引用・参考文献

1) Muhammad, AS. et al. Safety and efficacy of ultrasound-guided percutaneous suprapubic cystostomy in resource-poor setting：A 7-year review. Urol Ann. 10, 2018, 24-8.
2) 石田俊哉. 泌尿器科処置：膀胱穿刺（膀胱瘻造設）. 臨床泌尿器科. 61, 2007, 20-1.
3) Cho, KH. et al. Suprapubic cystostomy：risk analysis of possible bowel interposition through the percutaneous tract by computed tomography. Korean J Urol. 51, 2010, 709-12.
4) 日本泌尿器科学会. 泌尿器科領域における周術期感染予防ガイドライン2023. 東京, 医学図書出版, 2023, 68.
5) 中本貴久. 器械的検査法：膀胱穿刺および膀胱瘻. 臨床泌尿器科. 60, 2006, 110-1.
6) 宮北英司. 膀胱瘻の造設. 臨床泌尿器科. 64, 2010, 103-4.
7) 濱砂良一. 尿道カテーテルと腎瘻・膀胱瘻. 泌尿器ケア. 14, 2009, 870-5.
8) 塚本泰司ほか. カテーテル管理（尿道カテーテル留置，膀胱瘻，腎瘻）. 臨床泌尿器科. 45, 1991, 77-9.
9) Feifer, A. et al. Contemporary role of suprapubic cystostomy in treatment of neuropathic bladder dysfunction in spinal cord injured patients. Neurourol Urodyn. 27, 2008, 475-9.
10) Hird, AE. et al. Association between chronic bladder catheterisation and bladder cancer incidence and mortality：a population-based retrospective cohort study in Ontario, Canada. BMJ Open. 11, 2021, e050728.

赤井畑 秀則

前立腺・尿道の手術

2_5 前立腺生検（経直腸・経会陰）

　がん検診や人間ドックなどでの血清PSA（prostate specific antigen）高値により前立腺がんが疑われ、確定診断を要する場合には、前立腺生検が必要となります。前立腺生検では、前立腺組織の一部を針で採取し、病理組織学的検査を行うことでがん細胞の有無、またその悪性度や分布を評価します。

手術のための解剖生理

　前立腺は膀胱尾側に位置する臓器で、精液の一部を作る役割を担っています。前立腺は腹側正面からみると栗を逆さにしたような形態をしており、頭側の膀胱に接している部分を「底部（base）」、尾側の尿道括約筋に接している部分を「尖部（apex）」、その中間を「中部（midgland）」といいます。また組織学的には背外側を占める「辺縁領域（peripheral zone：PZ）」、膀胱頸部から精丘にかけて尿道を取り囲むように存在する「移行領域（transitional zone：TZ）」、射精管を取り囲むように存在する「中心領域（central zone：CZ）」からなります（図1）。前立腺がんの発生頻度はPZで68％、TZで24％、CZで8％と報告されており[1]、PZを中心とした前立腺生検が重要です。

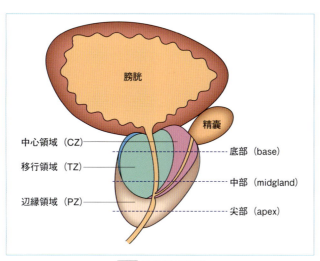

図1 前立腺の解剖

術前計画

生検前 MRI 検査

　前立腺がんの確定診断には、前立腺生検による組織診断が必要不可欠ですが、後述のアプローチ法の選択や標的生検の精度を上げるためにも、生検前に画像検査による病変局在の把握をしておくことが重要です。

　前立腺がんの局在診断において、MRI は最も信頼のおける画像検査として広く普及しています。特に近年、従来の T2 強調像に拡散強調像や造影ダイナミックを組み合わせた multiparametric MRI（mp-MRI）の導入により、前立腺画像診断が向上し、特に治療が必要な悪性度の高い「臨床的に意義のあるがん」の検出に有用であると言われています[2]（図2）。

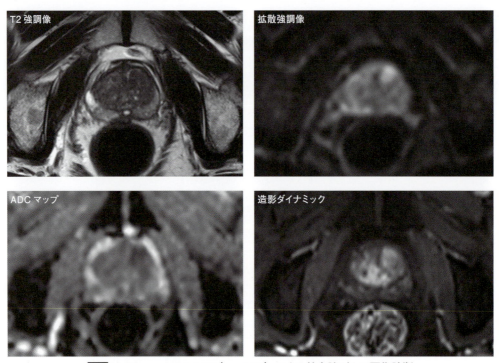

図2 Multiparametric MRI（mp-MRI）による前立腺がんの画像診断

アプローチ法の選択

標準的な生検方法は、経直腸的超音波（transrectal ultrasonography：TRUS）ガイド下に前立腺の形態を確認しながら生検針を穿刺して組織を採取する「系統的生検」です。『前立腺癌診療ガイドライン 2016年版』では、辺縁領域を中心とした10〜12ヵ所の多数ヵ所における生検が推奨されています[3]。

アプローチ法には、経直腸生検または経会陰生検のいずれか（あるいは併用）の方法があり、がん検出率に関しては両者同等とされています。アプローチ法の選択には、両者の利点欠点、がん疑い病変の局在などを考慮したうえで、決定する必要があります。

経直腸生検（図3）

生検時の痛みが経会陰生検に比べて少ないことが利点である一方で、稀ではありますが直腸出血や感染症などのリスクが経会陰生検に比べて高いとされています。また前立腺がん好発部位のひとつである尖部腹側の組織採取が難しいことが欠点とされます。

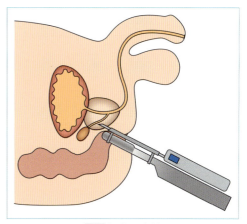

図3 経直腸生検

経会陰生検（図4）

前立腺尖部腹側の組織採取に優れ、直腸を経由しないため直腸出血や感染リスク軽減の利点があります。しかしながら経直腸生検に比べて生検時の痛みが強く、麻酔方法の工夫が必要です。

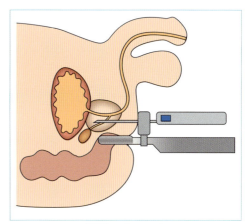

図4 経会陰生検

術前検査

アプローチ法の選択により麻酔の種類を決定し、内容に応じた術前検査を行います。

インフォームド・コンセント

患者への術前説明では、アプローチ法や採取予定本数、合併症を中心に十分に説明を行います。敗血症や下血など重大な合併症の説明は必須ですが、血尿が生じることが多いこと、それが特に処置を要さずに自然軽快することが多いことなどを事前に説明しておくと、退院後診療も円滑になります。

術前管理

　入院期間は施設によって異なりますが、当科では、生検前日入院の2泊3日スケジュールで前立腺生検を行っています。生検直前より食止めとし、また生検前日の眠前に緩下剤の内服、生検当日朝に浣腸をすることで腸管処理を行っています。

疼痛管理

　経直腸生検の場合には自科での仙骨硬膜外麻酔、経会陰生検の場合には仙骨硬膜外麻酔（＋局所麻酔）あるいは麻酔科医による脊椎麻酔を行っています（図5）。仙骨硬膜外麻酔の手順としては、腹臥位にて尾骨近くの仙骨裂孔から22〜23G針を刺入することで、硬膜外腔に1％リドカイン10 mLを注入し、会陰部の温痛覚鈍麻を確認のうえで生検を行います。

　経会陰生検の場合には、疼痛の程度によっては仙骨硬膜外麻酔に加えて会陰部皮膚への局所麻酔を追加します。経直腸生検の場合に

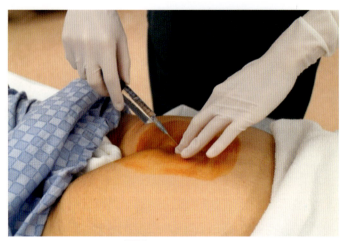

図5 仙骨硬膜外麻酔

は、無麻酔でも施行可能とされており、ほかの麻酔法として前立腺周囲神経ブロックやリドカインゲルの直腸内注入などの局所麻酔も有用と報告されています[5]。

予防的抗菌薬投与

　抗菌薬の予防的投与を行います。『泌尿器科領域における周術期感染予防ガイドライン2023』では、経会陰生検あるいは経直腸生検低リスク症例ではキノロン系の高用量単回投与、経直腸生検高リスク症例ではタゾバクタム・ピペラシリン4.5 g×2回1日間投与が推奨されています[6]（表）。

表 前立腺生検における予防抗菌薬

アプローチ法	リスク分類	抗菌薬と投与期間
経会陰生検	低〜高リスク	経口レボフロキサシン 500 mg　検査前単回
経直腸生検	低リスク	経口レボフロキサシン 500 mg　検査前単回
	高リスク※	タゾバクタム・ピペラシリン 4.5 g　×2回1日間 （検査30分前、検査終了4時間後）

※高リスク症例…前立腺体積75 mL以上、糖尿病、ステロイド投与中、高度排尿障害（国際前立腺症状スコア〈IPSS〉20以上、Qmax 12 mL/秒以下、残尿100 mL以上）、免疫不全

内服薬の確認

　日本循環器学会による『2020年JCSガイドライン 冠動脈疾患患者における抗血栓療法』では、前立腺生検の出血リスクは中等度とされており[4]、当科では原則として抗血小板薬や抗凝固薬は、術前服用中止のうえで前立腺生検を行っています。中止の可否や、中止期間のヘパリン化の必要性については、事前に処方医や当該疾患の担当医にコンサルトしておく必要があります。

人員配置（図6 図7）

　当科では術者のほか、助手あるいは看護師が補助に入り、超音波装置の操作や採取した検体処理などを担当しています。術者は砕石位をとった患者の尾側で椅子に座り、術者の左側に超音波装置、右側に手術台を配置します。

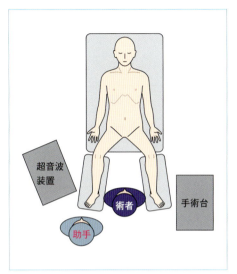

図6 人員配置

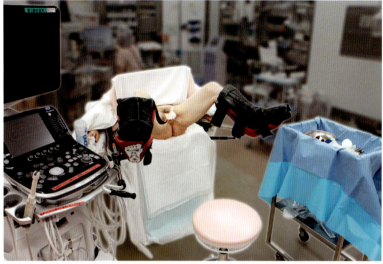

図7 人員配置の実際

使用器具・機械・材料（図8）

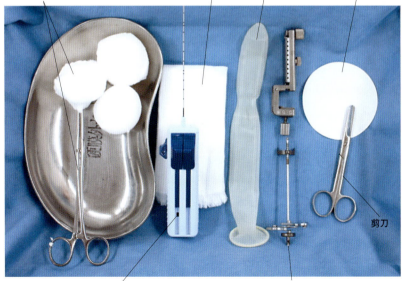
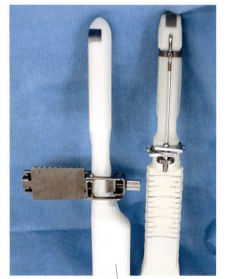

- 会陰部あるいは直腸内消毒用の綿球・鉗子
- 滅菌ガーゼ（適量）
- コンドーム型プローブカバー
- 検体固定用の濾紙
- 剪刀
- 生検針（18G程度でバネ式の自動生検針が普及している）
- 針ガイドアダプター（経直腸生検用あるいは経会陰生検用）
- 超音波プローブ

図8 前立腺生検の使用器具・機械・材料

その他ポビドンヨード（適量）、ホルマリンを準備する。

手術手順

①体位の作成

経直腸生検の場合には砕石位、あるいは左側臥位で、腰・膝を直角に曲げた体位のいずれかをとります。

経会陰生検の場合には砕石位をとります。

②消毒

経直腸生検では、ポビドンヨードによる直腸内消毒を行うことにより、生検後の感染症発生率の減少が期待できると報告されています[7]。

経会陰的生検では、直腸内消毒は不要です。穿刺を行う会陰部皮膚の消毒を行います。

③プローブの挿入

アプローチ法に応じて超音波プローブを選択し、ゼリーを塗布したプローブカバーを空気が入らないように被せ、針ガイドアダプタを装着します。挿入部全体に潤滑ゼリーを十分に塗布し、肛門に挿入します。

④前立腺の観察

超音波にて前立腺尖部〜膀胱頸部や精囊にかけて観察を行い、前立腺の形態や推定体積、周囲臓器との位置関係、がんを疑う異常所見の有無などを確認します（図9　図10）。前立腺の辺縁領域はやや低エコー像、移行領域はやや高エコー像を示すことが多く、がん病巣は低エコー領域として観察されることがありますが、がんがあっても所見が確認できないこともしばしばあります。前立腺推定体積は横断像と縦断像で測定した縦径×横径×頭尾径×$\pi/6$（mL）で算出します。

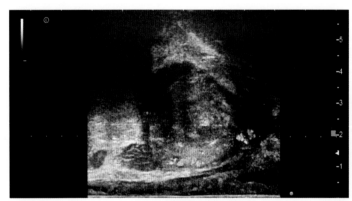 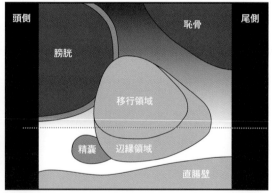

図9 経直腸超音波（TRUS）による前立腺の観察：経会陰生検

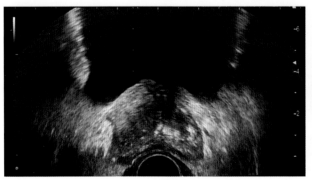 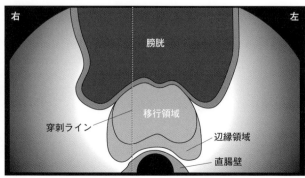

図10 経直腸超音波（TRUS）による前立腺の観察：経直腸生検

⑤生検部位の描出
● 経直腸生検

　当科では、『前立腺癌取扱い規約』[8]に準じて①右底部、②右中部、③右尖部、④右底部外側、⑤右中部外側、⑥右尖部前部外側、⑦左底部、⑧左中部、⑨左尖部、⑩左底部外側、⑪左中部外側、⑫左尖部前部外側の順で生検を行っています（図11）。超音波画像でがんを疑う明らかな異常部位を認める際には、追加で標的生検をしたり、同部位複数回の生検を行ったりします。

　最初から予定部位に合わせようとするのではなく、①膀胱・前立腺が左右対称に見える断面をプローブ軸の回転により描出し、②術者からみて縦方向の操作で底部～尖部の高さを決め、③最後に横方向の操作で内側～外側の穿刺位置へ調整する、という段階を経た操作を行うことがポイントです（図12）。プローブを前立腺に押し付けすぎると前立腺が変形してしまうため、術前MRIで把握した病変を同定するのが困難となることがあります。一方で圧迫が弱すぎると描出像が不鮮明となるため、前立腺を変形させずに良好な像が得られる程度のプローブ操作が必要となります。

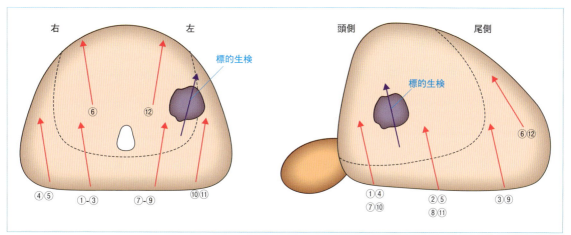

図11 経直腸生検の穿刺部位

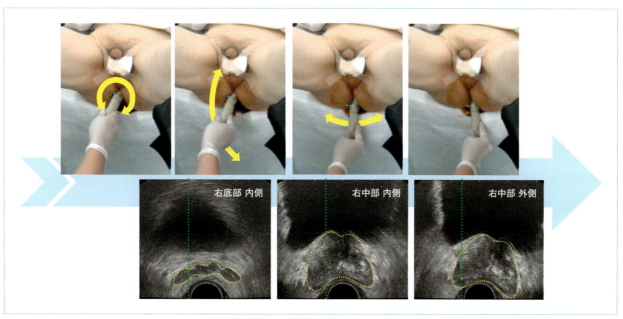

図12 経直腸生検のプローブ操作（web1）

● 経会陰生検

当科では、『前立腺癌取扱い規約』[8]に準じて①②右辺縁域外側、③④右辺縁域、⑤右辺縁域前部外側、⑥右移行域、⑦⑧左辺縁域外側、⑨⑩左右辺縁域、⑪左辺縁域前部外側、⑫左移行域の順で生検を行っています（図13）。

経会陰生検の描出は主に横方向の操作で内側〜外側を調整しますが、プローブ軸の回転を適宜加えることにより、描出しやすくなることがあります（図14）。また特に前立腺体積が大きい症例で前立腺腹側を穿刺しようとすると、恥骨の干渉を受けてしまうことがあります。この場合は縦方向の操作で体軸より背側方向からプローブを挿入することで、恥骨を避けられることがあります。

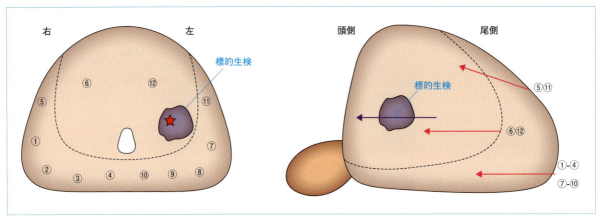

図13 経会陰生検の生検部位

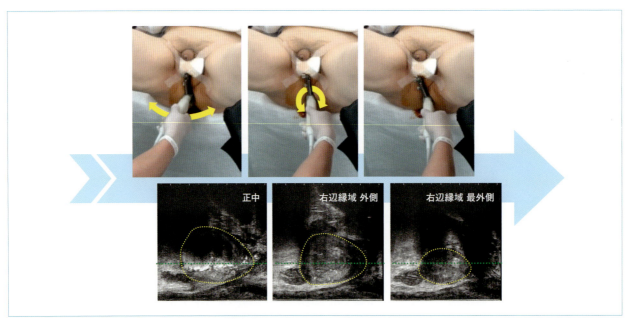

図14 経会陰生検のプローブ操作（web2）

⑥針生検

　プローブ位置を穿刺ラインが生検予定部位となるよう調整し、固定してから生検針を組織内へ刺入します。生検針の一部がガイドから露出した状態でプローブを動かすと、直腸壁損傷による出血を生じたり、穿刺針が曲がってしまい組織がうまく取れなかったり、器具の故障を生じたりする恐れがあります。また生検針にはそれぞれ異なるストロークがあり、標的部位を確実に採取するため、そして周囲臓器の損傷を避けるため、生検時にどの位置まで針先端が進むかを予測しておく必要があります（図15）。

　採取した検体はちぎれないように注意しながら、伸ばして濾紙にのせ、ホルマリン固定を行います。がんの局在診断を行ううえで、検体の方向がわからなくならないよう、当科では円形濾紙を分割し扇形として、さらに検体遠位にマーキングをしてからホルマリン固定を行っています（図16）。

⑦止血

　最後に穿刺部位の止血を確認します。特に経直腸生検の場合には、直腸壁の穿刺部を用手的あるいはプローブを用いて十分に圧迫止血を行い、止血されていることを念入りに確認します。

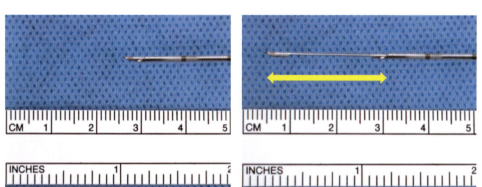

図15 生検針のストローク（図は2.5 cmのもの）

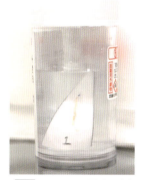

図16 ホルマリン固定の例

トラブル&リカバリー

　前立腺生検において術中に生じ得る主なトラブルは、経直腸生検の直腸出血、経会陰生検の穿刺時疼痛、プローブ挿入時の肛門痛です。

　経直腸生検の場合、生検針を抜いた際に、生検針に血液付着が強くみられたり、ガイド穴から出血がみられたりすることがあります。穿刺直後に明らかに出血があることがわかった場合には、プローブ先端位置を動かさず圧迫することで止血を試みます。

　経会陰生検は穿刺時疼痛が生じやすく、麻酔後にも疼痛が強い場合には、会陰部皮膚への局所麻酔を追加することで対応します。また肛門が狭い患者や痔核のある患者では、プローブ挿入時に肛門痛が生じることがあるため、プローブはゆっくりと優しく挿入することが重要です。挿入が難しい場合には、深く呼吸をして脱力するよう促すと、緊張が和らぎ挿入しやすくなることがあります。

術後管理

術後管理全般

　麻酔の種類によって安静度を指示します。仙骨硬膜外麻酔の場合には、生検1時間後を目安に安静解除としています。飲水や食事は生検直後から再開します。抗血小板薬や抗凝固薬を休止していた場合は、下血や強い血尿がなければ翌日から再開します。問題となる合併症がなければ生検翌日に退院とします。

術後合併症の管理

直腸出血

　まずは予防として検査終了時に十分な圧迫止血を行い、止血確認を念入りにしておくことが重要です。術後に出血を認める場合には、まずは用手的圧迫止血を試みます。出血の程度に応じて止血剤の投与や血液検査での貧血の確認を考慮します。ほとんどの症例では用手的圧迫での止血が期待できますが、稀に止血困難のため大腸内視鏡下での止血術を要することがあります。

血尿・血精液症

　血尿の発生頻度は12%とされ[7]、比較的頻度が高い合併症ですが、軽症例であることが多く、特別な処置を要さず自然軽快することがほとんどです。血尿が高度の場合には、止血剤の投与や、圧迫止血効果を期待して尿道カテーテルを一晩留置します。

排尿障害・尿閉

　前立腺生検による炎症・浮腫により、一時的に排尿障害や尿閉を生じることがあり、特に前立腺体積の大きい症例では注意が必要です。尿閉を生じた場合には、一時的に尿道カテーテルを留置し対応します。

発熱

　経直腸生検の場合には、術後の感染によって敗血症となる症例が報告されており（経会陰生検の場合には稀）、検査後発熱を認める際には、重篤化する可能性があるため早急な対処が必要です[9]。抗菌薬投与前に血液培養と尿培養を提出し、広域スペクトラムの抗菌薬投与を行います。

引用・参考文献

1) McNeal, JE. et al. Zonal distribution of prostatic adenocarcinoma. Correlation with histologic pattern and direction of spread. Am J Surg Pathol. 12, 1988, 897-906.
2) Fütterer, JJ. et al. Can clinically significant prostate cancer be detected with multiparametric magnetic resonance imaging? A systematic review of the literature. Eur Urol. 68, 2015, 1045-53.
3) 日本泌尿器科学会. 前立腺癌診療ガイドライン2016年版. 東京, メディカルレビュー社, 2016, 284p.
4) 日本循環器学会. 2020年JCSガイドライン フォーカスアップデート版 冠動脈疾患患者における抗血栓療法. https://www.j-circ.or.jp/cms/wp-content/uploads/2020/04/JCS2020_Kimura_Nakamura.pdf. 2023年12月閲覧
5) Tiong, HY. et al. A meta-analysis of local anesthesia for transrectal ultrasound-guided biopsy of the prostate. Prostate Cancer Prostatic Dis. 10, 2007, 127-36.
6) 日本泌尿器科学会. 泌尿器科領域における周術期感染予防ガイドライン2023. 東京, メディカルレビュー社, 2023, 134p.
7) Kakehi, Y. et al. Japanese Urological Association. Complication rates of ultrasound-guided prostate biopsy : an nation-wide survey in Japan. Int J Urol. 15, 2008, 319-21.
8) 日本泌尿器科学会ほか編. 前立腺癌取扱い規約：泌尿器科・病理・放射線科. 東京, メディカルレビュー社, 2022, 144p.
9) Togo, Y. et al. Occurrence of infection following prostate biopsy procedures in Japan：Japanese Research Group for Urinary Tract Infection（JRGU）- a multi- center retrospective study. J Infect Chemother, 20, 2014, 232-7.

丹治 亮・秦 淳也

前立腺・尿道の手術

2_6 経尿道的前立腺切除術（TURP）

　経尿道的前立腺切除術（transurethral resection of prostate：TURP）は世界で最も施行されてきた歴史の長い術式です。前立腺肥大症（benign prostatic hyperplasia：BPH）に対する手術は他にも蒸散手術が開発され広まってきています。しかし、TURPは『男性下部尿路症状・前立腺肥大症診療ガイドライン』で推奨グレードA[1]に分類されている通り、今後も必要とされる手術です。

手術のための解剖生理

　前立腺は精液の一部を産生する生殖のための臓器です。胎生10週頃にテストステロンの働きで尿生殖洞より発生し、思春期以降に急激に増大して成人レベル（平均20 g：思春期以前は10 g以下）に達します。

　前立腺は、男性の膀胱頸部から後部尿道にかけて尿道を取り囲むように位置します。McNealは解剖学的、組織学的に詳しく検討し、辺縁領域（peripheral zone：PZ）、移行領域（transitional zone：TZ）、中心領域（central zone：CZ）、前部線維筋性間質（anterior fibromuscular stroma：AFS）の4領域に区分しました[2]（図1）。TURPの観点から、肥大した前立腺は左右の側葉と、左右の中葉から構成され、この中葉の発生母地はTZから分離された一部であると考えられています[3]。側葉の肥大が軽度で、この部分のみが膀胱内に肥大成長すると、中葉肥大としてよく知られている形になりますが、実際にはこの4葉がバランスよく肥大し、中葉は側葉肥大と同一の円周内に並んで4葉肥大を構成していることが多いとも述べられています[4]。各分葉の境界および動脈の走行・支配を理解することで、出血が少ない効率のよい切除が可能になります。

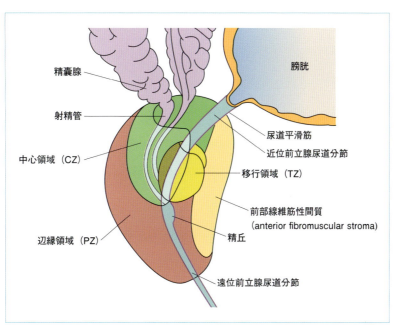

図1 McNealの前立腺腺葉分類（矢状面からみた前立腺領域区分の模式図）
（文献2を参考に作成）

術前計画

術前に評価しておくこととして、国際前立腺症状スコア（International Prostate Symptom Score：IPSS）、過活動膀胱症状スコア（Overactive Bladder Symptom Score：OABSS）、主要下部尿路症状スコア（Core Lower Urinary Tract Symptom Score：CLSS）などによる排尿症状および QOL の評価があります。

適応

TURP は、推定前立腺体積が 30 mL 未満の場合でも経尿道的前立腺切開術（transurethral incision of prostate：TUIP）と並んで推奨グレード A[1] とされていますが、推定前立腺体積 30〜80 mL のものが妥当と考えられます。前立腺体積が 30 mL 以上の群では 30 mL 未満の群と比較して、最大尿流率（Qmax）、IPSS の各項目、蓄尿症状、排尿症状、総スコアおよび QOL index が有意な改善を認めており、30 mL 未満の患者の手術については慎重に考慮しなければなりません[5]。また 80mL 以上のものは、術者の技量、切除速度、内視鏡サイズの選択に依存するとされています。

その他

既往歴、内服薬の確認、抗凝固薬や抗血小板薬の内服の有無と休薬期間を確認します。TURP は出血のリスクがあるため、術前に輸血の同意書を取得しておくとよいでしょう。

術前検査

一般的な検査として、外来では末梢血液検査、生化学検査、血液凝固検査、感染症検査、尿検査（一般検尿・尿培養）、尿流測定、残尿測定、PSA 測定、直腸診、前立腺超音波検査、腹部超音波検査、心電図、胸腹部 X 線撮影、呼吸機能検査などを行います。脊椎麻酔での手術の際には腰椎 2 方向 X 線撮影も行います。

術前管理

手術前日に入院し、全身状態や手術の不明点の有無を確認します。術当日の朝からは絶食管理とします。

人員配置

　麻酔後、患者を砕石位にします。モノポーラ電極を用いた TURP の場合は、下肢に電極板を貼ります。バイポーラ電極で行う場合は不要です。

　高周波電流発生装置、光源、ビデオモニターは術者の右側にセッティングし、コード類は十分なゆとりをもたせておきます。灌流液は術者の左側に置きます（図2　図3）。

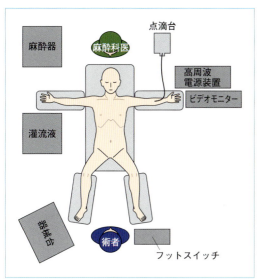

図2 人員配置

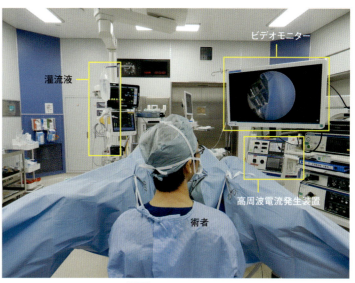

図3 人員配置の実際

使用器具・機械・材料

　通常は、24Fr と 26Fr のシースを用います。膀胱容積が小さい場合や手術が長時間になると予想される場合は、レゼクトスコープの出し入れを減らすために持続灌流式を選択します。しかし、持続灌流式は灌流液の流入量が減少するため、出血した場合に視野を保つことが困難になるので 26Fr シースを用います（図4）。

　手術用電極にはループ型、ローラボール型、ナイフ型があります。切除にはループ型を用います。（図5）。

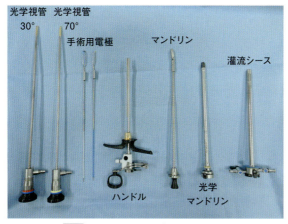

図4 レゼクトスコープと手術用電極

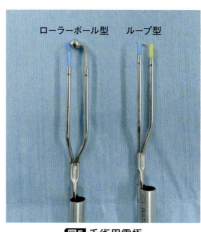

図5 手術用電極

手術手順

①内視鏡の挿入

24Frまたは26Frのシースを用いて、内視鏡下に尿道を観察しながら内視鏡を挿入します。ブラインドで挿入することも多いですが、尿道損傷を避けることができること、後部尿道の狭窄に気付けることからも、観察しながらの挿入は安全で効果的です。

②膀胱の観察

膀胱内で肉柱形成の程度、三角部の位置、尿管口の位置を観察します。肉柱形成の程度は、術後の膀胱機能改善を予測するうえで有力な情報のひとつです。

③前立腺の観察（web）

閉塞の程度、膀胱頸部から精丘までの長さ、膀胱頸部の高さ、中葉肥大の程度を観察します。尿道までカメラを戻し、外尿道括約筋の部位でシースを前後させ、括約筋による尿道粘膜の収縮であるネスビットサイン（Nesbit sign）を確認します。次に膀胱側6時方向に位置する精丘を確認します（図6）。精丘は前立腺の遠位端のメルクマールとして重要です。精丘までは前立腺が存在すると確信して切除することができ、終盤の前立腺尖部の切除まで、切除せず温存します[6]。

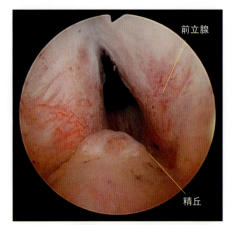

図6 前立腺の確認

④切除

切除方法には12時方向から開始するNesbit法、5～7時を切除し3時と9時の切開を加えた後、この間を切除するAlcock-Flicks法、6時から開始するBarnes法などがあります。

Barnes法は比較的小さな腺腫に適しており、他の2種は大きな腺腫に適しています。初心者は、まずBarnes法から始めるのがよいでしょう。いずれの方法でも中葉の切除から始めますが、手術開始序盤から膀胱頸部穿孔などを起こしやすいので慎重に行う必要があります。膀胱頸部では2時、6時、11時に穿孔が生じやすいことに留意します。さらに前立腺被膜は後面、特に前立腺尖部に近くなると薄くなる傾向にあります。左右側葉の切除の際にループを弧状に操作し大きく切除することは、熟練者でない場合には被膜穿孔を早々に起こす原因となり得ます。初心者はシースを固定し切除ループを押し出し、シースの位置を変えることなくループの出し入れの操作で切除することを心がけます。切除が終了したら、切除した面を前立腺尖部から膀胱頸部に向かって内視鏡を戻し、出血点を確認しながら止血します。

6時から3時方向、7時から11時方向に切除を進めます。12時方向の切除は、レゼクトスコープのハンドルピースごと患者背側に振っても、シースの可動域が制限され、切除できない場所であり、また多くは行う必要はないとされています。

白色の線維性組織が露出したら、それが前立腺被膜です。さらに深く切除すると赤みが強くなり、筋の多い肉片様を呈します。これが切除の限界です。これ以上深く切除すると、脂肪織が透見されます。

残存腺腫がなければ再発の懸念はありませんが、出血や穿孔などの術中合併症の危険性もあるため、深追いすることなく、手術を安全に終了できるよう努めます。

トラブル&リカバリー

TURPにおけるトラブルは、主に出血（術中・術後）、被膜穿孔、TUR症候群があります。

●術中出血

手術中の出血で視野の確保が困難となるときは、灌流圧に勝る動脈性出血が考えられます。切除面に近づいてゆっくり膀胱頸部から遠位端にシースを動かし、部位を特定し、レゼクトスコープの先端を切除面に近づけ、ポイントで止血します。

灌流液のスピードをゆるめたときに出血が助長する場合は、静脈洞開口が強く疑われます。静脈洞が開口した場合は、凝固すると組織損傷が生じ傷口が広がる危険があるため、止血を試みることは避けたほうがよいでしょう[7]。静脈洞を損傷した場合には、可及的速やかに切除片を取り出し、手術を終了します。その後ヘマチュリアカテーテルを留置し、牽引して圧迫止血を行います。

●術後出血

TURP術後の出血には、数時間後に起きる場合と、1〜2週間後に血尿が出現する場合があります。

・出血が数時間後に起きた場合

動脈からの出血で、その原因は、①電気凝固によるシーリングが不十分、②血液凝固塊が体動や咳などによる腹圧上昇によって剥がれ落ちてしまう、③切開時の通電により動脈が収縮し組織内に引き込まれるため、一見止血されたように見えるが後に前立腺皮膜の収縮が緩むために出血する、と推察されます。

尿道カテーテルのカフを膨らませて牽引固定し、1時間ほど経過観察しても血尿が続くときには、内視鏡的止血術を積極的に考慮します。

・1〜2週間後に血尿が出現した場合

3WAY尿道カテーテルを膀胱内に留置し、持続膀胱洗浄を行います。

●被膜穿孔

被膜穿孔の場合は直ちに切除操作を中止し、それまで切除した部位を止血した後、尿道カテーテルを膀胱留置します。大きな穿孔を生じたり、被膜穿孔に気づかず手術を続けたりすると、膀胱周囲に流出した灌流液で下腹部が膨隆します。下腹部が膨隆するほどの穿孔は、灌流液が前立腺周囲や膀胱周囲、Retzius腔にたまったと判断し、恥骨上部からドレナージを行います。動脈出血を止血後、切除操作を終了し、尿道カテーテルを膀胱に留置します。その後、恥骨直上正中線の皮膚に2〜3cmの縦切開を置きます。そこからペアン鉗子をRetzius腔に挿入し、灌流液が流れ出てくるのを確認します。示指と中指をRetzius腔に挿入し創を広げ、膀胱頸部周囲を用手的に剥離しペンローズドレーンを留置します[8]（図7）。

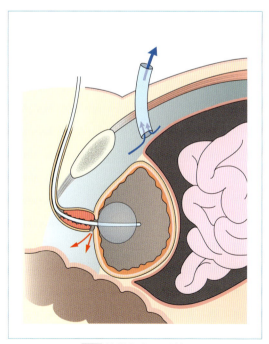

図7 被膜穿孔への対処

● TUR 症候群

モノポーラ TURP 合併症として、TUR 症候群があります。これは、静脈洞が開口した場合における静脈（血管内経路）や、被膜穿孔を起こした場合の後腹膜腔、腹膜内（血管外経路）から非電解質の灌流液が体内へ吸収され、循環血液量増加と希釈性低ナトリウム血症を引き起こすことです。急激な血圧低下や、肺水腫、嘔吐、意識障害、徐脈を呈し、循環血液量の増加による心不全をきたすこともあります[9]。TURP 後に、嘔吐、あくび・意識障害、血圧低下、徐脈を認めたとき、TUR 症候群を疑います。一般に、血清ナトリウム値 125 mEq/L 未満で神経症状を伴うものと定義されますが[10]、必ずしも低ナトリウム血症をきたすとは限らないため除外診断も必要です。

治療は、利尿剤による自由水の排泄を主体に行います。嘔吐、意識障害、血圧低下、徐脈などの症状に対して、制吐剤や昇圧剤で対応します[11]。

術後管理

術後合併症の管理

出血・血尿

術後、切除面から出血する可能性があります。血尿のために尿道カテーテルが閉塞することがあるので、強い血尿の場合には、カテーテルを牽引固定します。カテーテルが閉塞した場合には、膀胱洗浄で閉塞を解除しコアグラを除去します。強い血尿で、閉塞を繰り返す可能性があるときは 3WAY 型カテーテルで生理食塩液による持続灌流を術後 1 日目の朝まで行います。持続する動脈性出血の場合には、手術室にて内視鏡下で止血を行います。

痛み

疼痛時やテネスムスに対しては、鎮痛薬を適宜使用します。

カテーテル抜去後

前立腺部尿道や残存腺腫の浮腫により、尿閉を呈することがあります。その場合は、尿道カテーテルの再留置や間欠導尿で対応します。尿閉を繰り返す場合には、清潔間欠自己導尿を退院前に指導します。

術後尿失禁

術後尿失禁が起こることもあります。尿道カテーテル抜去直後の尿意切迫感や切迫性尿失禁は、術後 1～2 週間で改善します。その後も継続する尿失禁に対しては、骨盤底筋体操を指導します。

発熱

術後、尿路感染症により発熱をきたすことがあります。前立腺炎、精巣上体炎、膀胱炎、腎盂腎炎等が考えられます。適宜、抗菌薬加療を行います。

上記の合併症のほか、逆行性射精や尿道狭窄・膀胱頸部硬化症による排尿障害が術後合併症として起こることがあります。

術後～退院までの管理

　手術直後はバイタルサインの確認および血液検査（血算・生化学）をチェックし、貧血や電解質異常がないか確認します。モノポーラ TURP の場合は TUR 症候群により血圧が低下する可能性があり注意を要します。

　術後 1 日目より、経口摂取を開始します。歩行も可能です。術後 2 日目以降は、血尿が消失していればカテーテル抜去が可能です。

退院後の管理

　手術 2～4 週後に、外来にて治療効果を判定します。術前に評価した、IPSS、OABSS、CLSS 等の排尿症状および QOL の評価、尿流測定、残尿測定、尿検査を施行します。切除した前立腺組織の悪性所見の有無についても確認し、患者に説明します。腹圧性尿失禁や切迫性尿失禁が続く場合には、抗コリン薬や β_3 作動薬の使用を検討します。

　術後経過が良好であれば 3 ヵ月ごとの通院にて排尿状態を確認し、術後 1 年を経過してからは半年ごと～年 1 回の通院で経過観察をしていきます。

引用・参考文献

1) 日本泌尿器科学会. "手術療法：前立腺肥大症に対する手術療法". 男性下部尿路症状・前立腺肥大症診療ガイドライン. 東京, リッチヒルメディカル, 2017, 135-56.
2) McNeal, JE. Normal and pathologic anatomy of prostate. Urology. 17 (Suppl 3), 1981, 11-6.
3) 藤田公生. TURP から見た前立腺炎の局所解剖：中葉肥大の概念の確立の必要性. 泌尿器外科. 12, 1999, 87-91.
4) 藤田公生. 経尿道的前立腺切除術：TURP. 臨床泌尿器科. 57 (4), 2003, 124-8.
5) 大森圭ほか. 前立腺体積における経尿道的前立腺切除術 (TURP) の臨床的検討. 昭和医学会雑誌. 70 (3), 2010, 228-33.
6) 稲元輝生. "前立腺肥大症の手術：TURP". エンドウロロジー (Urologic Surgery Next 3). 東京, メジカルビュー社, 2018, 126-31.
7) 鈴木康友ほか. 経尿道的手術：経尿道的前立腺切除術 (TURP). 臨床泌尿器科. 74 (3), 2020, 226-9.
8) 勝岡洋治. "前立腺肥大症 TURP, TUVP". エンドウロロジー (Urologic Surgery シリーズ No.1) 東京, メジカルビュー社, 2000, 102-13.
9) 濱川隆ほか. TUR 症候群. 臨床泌尿器科. 75 (4), 2021, 203-6.
10) Michielsen, DP. et al. Bipolar transurethral resection in saline：an alternative surgical treatment for bladder outlet obstruction? J Urol. 178 (5), 2007, 2035-9.
11) 山田徹ほか. TUR 症候群. 臨床泌尿器科. 72 (5), 2018, 359-62.

滝浪 瑠璃子・佐藤雄一

前立腺・尿道の手術

2_7 ホルミウム・ヤグレーザー前立腺核出術（HoLEP）

　ホルミウム・ヤグレーザー前立腺核出術（holmium laser enucleation of the prostate：HoLEP）は一般的に、経尿道的に前立腺を切除、蒸散する他の手術とは異なり、前立腺を核出する必要があり、そのため他の手術に比較して手術の習熟に時間を要するとされています。しかし、80gを超える大きな前立腺に対しても適応とされる術式であるため、前立腺肥大症治療を行ううえで身に着けておきたい手技です。

手術のための解剖生理

　ここでは、HoLEP術後の排尿機能と手術操作に重要な解剖学的情報を以下の3点から述べます。

前立腺の一般的な解剖

　McNealらによるZonal anatomyによれば、前立腺は中心領域（central zone：CZ）、移行領域（transition zone：TZ）、辺縁領域（peripheral zone：PZ）、前部線維筋性間質（anterior fibromuscular stroma：AFS）からなります。また前立腺部尿道は精丘を境に、遠位部（外尿道口側）と近位部（膀胱側）に分けられます（図1）。この分類によれば、遠位部尿道は膜様部尿道から一連に連なる構造と考えられ、尿道周囲の括約筋との関連も示唆されているため、温存すべきと考えられます。また、切除鏡を前立腺尖部から尿道の遠位に向けて動かした際に収縮する構造（Nesbit sign 図2）を括約筋として認識し、温存します。前立腺肥大結節は主にTZ領域に生じるため、HoLEPではTZと他の領域の境界を鏡視下に認識し、TZ領域のみを核出する必要があります。

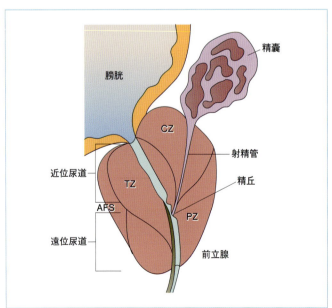

図1 正常な前立腺の構造（矢状断）（文献1を参考に作成）
中心領域（central zone：CZ）、移行領域（transition zone：TZ）、辺縁領域（peripheral zone：PZ）、前部線維筋性間質（anterior fibromuscular stroma：AFS）

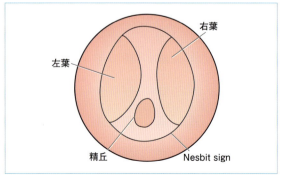

図2 Nesbit sign
前立腺部尿道から遠位側に膀胱鏡を引きながら観察すると、可動性があり、収縮する輪状の構造物がある。これはNesbit signと呼ばれ、括約筋を示唆していると考えられている。

前立腺肥大症の解剖

肥大した前立腺ではTZ領域が肥大し、PZ領域やCZ領域が菲薄化します。そのため、TZと他の領域を剥離する際に容易に前立腺組織を穿孔し得ることに注意します。また膀胱側に肥大症結節が突出している症例では、腺腫の背側を剥離する際に尿管口に近い場合や膀胱頸部の組織が菲薄化している場合があるため、尿管口周囲の損傷や後腹膜への穿孔に注意します（図3）。

生理的側面

膜様部尿道に連続する前立腺部尿道の遠位部は、尿禁制に重要な部位と考えられています。また、その中枢端である精丘の両脇には射精管が開口しています。そのため、手術の際にはこれらの構造をできるだけ損傷しないよう、注意しなくてはいけません。

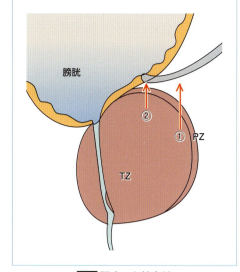

図3 肥大した前立腺
①前立腺穿孔のリスク
②尿管や膀胱損傷のリスク

術前計画

HoLEPは『男性下部尿路症状・前立腺肥大症診療ガイドライン』において、いかなるサイズの前立腺肥大症においても推奨される手術であるとされています（推奨グレードA）[2]。そのため、禁忌はないもののいくつかの点について注意が必要です。ここでは、一般的な術前計画以外に、本手術に特記すべき注意事項について述べます。

患者評価

病歴

前立腺肥大症以外の排尿障害の原因となるような、内科的、神経学的疾患を含む潜在的な原因や関連する併存疾患を特定する必要があります。また、服用している薬剤・サプリメント、生活習慣、心理的要因などの聴取も必要です。症状を客観・定量化するために、自己記入式の症状質問票や排尿記録などは有用です。

前立腺特異抗原（prostate specific antigen：PSA）値

PSAが高値で前立腺がんを疑う患者に対して、先行して前立腺生検を行うべきかについては、現時点では明らかになっていません。しかし、HoLEP施行患者の6〜23％に術後偶発的に前立腺がんが検出されたという報告や転移がんに進行した症例も報告されており[3]、採血上前立腺がんを疑う場合には、事前にMRIや前立腺生検を行っておく必要があるでしょう。当科では少なくとも、PSAが基準値を超える患者には画像検査を施行し、粗大な腫瘍がないことを確認してから手術を行う方針としています。また、患者が希望する場合には、核出しないPZ領域の系統的生検を手術時に合わせて行っています。

膀胱機能評価

すべての症例において尿流動体検査を施行することが理想です。膀胱出口部閉塞があり、排尿筋低活動を伴わない患者が手術適応ですが、尿流動体検査の煩雑性やマンパワーもあるため、施設に応じて実施を検討する必要があります。しかしながら、特に排尿困難が長期間続いた（尿閉や高度残尿が長期に及ぶ）患者では、膀胱出口部閉塞に加えて、膀胱の変形や膀胱収縮能力の低下を伴う排尿筋低活動が併存する場合も少なくありません。このような症例では、特に手術適応について尿流動体検査を行い、排尿症状が改善するかを検討する必要があります。

性機能評価

HoLEP の術後に勃起機能が低下することは少ないですが、膀胱頸部の開大に伴う逆行性射精による射精障害が高頻度に起こります。問診や国際勃起機能スコア（International Index of Erectile Function-5：IIEF-5）による術前の問診を行い、術後に起こる性機能障害について適切に説明を行う必要があります。

術前検査

膀胱鏡検査

尿潜血、肉眼的血尿、尿道狭窄を疑うような患者に対しては、先行的に膀胱鏡検査を行っておく必要があります。

インフォームド・コンセント

●手術説明における注意点

手術説明の際には、一般的な手術リスクに加えて、術後一過性の尿失禁が生じること、逆行性射精が生じること、尿道狭窄が生じる可能性があることを説明する必要があります。また、モルセレーションによる膀胱穿孔のリスクは、他の経尿道的な前立腺肥大症手術にはなく、説明の必要があります。

●術前管理の注意点

HoLEP を行う患者では、高度の排尿障害を有する患者が少なくありません。そのため、無症候性の細菌尿があったり、抗菌薬の使用により薬剤耐性菌が定着したりすることがあるため、検尿で細菌尿を認める場合には、尿培養を提出し至適な術中抗菌薬を選択することが大切です。

人員配置

手術チームの構成と配置を 図4 に示します。

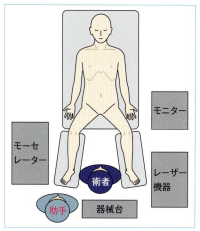

図4 手術人員

使用器具・機械・材料

　HoLEPに使用する器具は大きく分けて、ホルミウムレーザー照射機器、操作用膀胱鏡などの手術器具、消耗品に分かれます。最近では、多様なレーザー照射機器が販売されているため、設定や用意する器具に関してはそれぞれ確認しておきましょう。下記は、当科で使用している物品と機器の設定です。

ホルミウムレーザー照射機器

- 機器：VersaPulse Select™
- 出力設定：2.6J × 30Hz（76W）ないし 2.5J × 40Hz（100W）
  （機器により最高出力を確認する）

手術器具

- 膀胱鏡：26Fr 持続灌流式切除鏡 30°（オリンパス）
  　　　　30°光学視管
- レゼクトスコープ：凝固止血用のレゼクトスコープ（必要に応じて）
- モーセレーター：VersaCut™

消耗品と材料

- レーザーファイバー：SlimLine™ 550μm
- 尿道留置カテーテル：20Fr 以上の 3Way カテーテル

手術手順

HoLEPの手術手技にはいくつかの方法が報告されています。術式は大きく2つの点で分けられます。

まず1点目は、腺腫を核出する方法です。前立腺を遠位側から逆行性に核出するのを逆行性アプローチ、近位側から順行性に核出するのを順行性アプローチと呼びます。また、AFSから腺腫を腹側から背側方向に核出するAnteroposterior dissection（AP）HoLEPといった方法も報告されています[4]。

2点目は、前立腺を分けて核出する方法と、一塊に核出する方法です。左葉、右葉、中葉の3葉に分けて核出するのをThree lobe法、一塊に核出するのをEn-bloc法と呼びます。順行性アプローチに比較して逆行性アプローチやAP-HoLEPが、Three lobe法に比較してEn-bloc法がラーニングカーブが早いため[5]、当科では逆行性アプローチでEn-blocに前立腺腺腫を核出しています。

手術の流れ

①膀胱鏡の挿入と解剖学的構造の確認（図5-a）（web1）

膀胱鏡の挿入により前立腺部尿道を損傷すると、出血で視野がとりづらくなります。ある程度の症例を経験するまでは、鏡視下に挿入するとよいでしょう。また、精丘、射精管開口部、Nesbit sign、膀胱頸部、尿管口などの位置を確認し、術中のオリエンテーションをつけておきます。

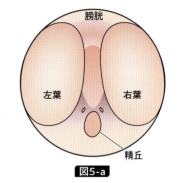
図5-a

②精丘の両脇から粘膜切開し、両葉（TZ）とPZの境界を剥離（図5-b）（web2）

肥大した側葉（左様ないし右葉）と精丘の間の粘膜を切開すると、肥大したTZとPZの間がきれいに剥離できます。はじめは適切な剥離層がなかなか出ないことがありますが、焦って背側にレーザーを当てすぎるとPZに切り込んでしまいます。焦らず、側葉の輪郭をみて輪郭に沿ってレーザーを当てることで適切な剥離層を見つけることができます。片方の剥離層がうまく出なければ、対側を先に行って適切な深さや剥離面を確認しておくと、適切な剥離面で入り直すことができます。また、場合によっては中葉を剥離してから、剥離面をつなげて適切な剥離層に入り直すこともできます。

Three lobe法では、ここで中葉と側葉の間の粘膜を切開し腺腫同士を剥離しますが、En-bloc法では粘膜切開や剥離を行いません。

ここで適切な剥離面を出すことが重要ですが、前立腺容積が小さい場合には、腺腫の境界がわかりにくく、導入の症例としては向かないと考えます。70〜80g程度の前立腺容積で中葉肥大がない患者が最もこの部位の剥離がしやすく、導入症例に向いていると考えます。

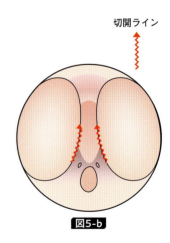
切開ライン

図5-b

94

③ 精丘の近位側から粘膜切開し、中葉と PZ の境界を剥離して剥離面をつなげる（図5-c）（web2）

　精丘の近位（膀胱側）の粘膜を切開して、左右両葉の粘膜の切開線とつなげます。左右の剥離した TZ と PZ の境界を確認しながら、中葉と PZ の間を剥離します。ここである程度、前立腺の背側を広く剥離しておくとのちの操作がしやすくなります。

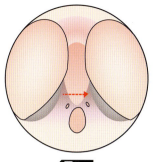
図5-c

④ 尖部の粘膜を 4～8 時まで切開（図5-d）（web3）

　精丘の脇から、尿道の 12 時方向に向けて前立腺表面の粘膜のみを切開します。この際、側葉の腺腫は精丘よりも尖部側へ伸びていることが多いですが、括約筋を損傷しないように腺腫の尖部側ギリギリで切開しないように気を付けます。慣れるまでは、膀胱鏡を出し入れしながら Nesbit sign、精丘の位置を確認しながら切開しましょう。

　両葉の粘膜を 4～8 時まで切開します。

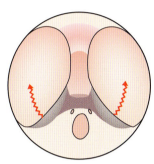
図5-d

⑤ 尖部精丘腹側の 12 時方向から 1～11 時方向に粘膜を切開し、4～8 時の粘膜切開線とつなげる（図5-e）（web3）

　膀胱鏡を反転して、膀胱頸部、Nesbit sign を確認し、括約筋を損傷しないように、尖部精丘腹側の 12 時方向から切り下すような形で 1～11 時方向に粘膜を切開します。切開を伸ばして 4～8 時の切開線とつなげると、尖部側の粘膜が全周性に切開できます。

　ここで粘膜の切開が不十分だと、腺腫を剥離した際に括約筋を含む尿道周囲組織が腺腫側に牽引され、尿道周囲の括約筋損傷につながります。

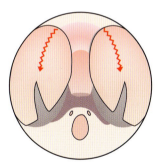
図5-e

⑥ 左右両葉の下から腺腫を全周性に剥離（図5-f）（web4）

　左右の側葉を全周性に剥離していきます。側葉に入る血管は、適宜レーザーで止血していきます。視野が確保しやすいところから順次剥離を進めていくとよいですが、膀胱頸部と中葉の間はオリエンテーションが取りづらいため、ある程度背側、外側、腹側を剥離してから行うと安全です。

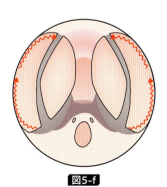
図5-f

⑦膀胱頸部の粘膜を切開し腺腫の剥離面とつなげる（図5-g）（web5）

　腺腫の外側や腹側を膀胱頸部側へ剥離していくと、膀胱頸部の輪状筋が確認できます。膀胱頸部に近くなるにしたがって、腺腫と輪状筋の境界に粘膜が確認できる部分が見えてきます。ここで粘膜を切開すると膀胱内が確認できるため、膀胱頸部の全周性に粘膜を切開していきます。側葉や腹側の剥離面から粘膜が同定できない場合には、AP-HoLEPに準じて12時方向の粘膜切開面から側葉の腹側に切り込んでいくと、剥離が十分に行えていれば外側－腹側の剥離面と交通します。この視野であれば、膀胱頸部を確認しながら膀胱頸部の粘膜を切開することができます。

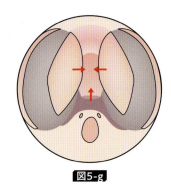

図5-g

⑧残存組織を切開し前立腺を核出する（図5-h）（web5）

　最後に残った膀胱頸部と中葉の間の剥離を行うと、肥大したTZが周囲組織から遊離されます。腺腫を膀胱に押し込むと腺腫が核出され、拡大した前立腺部尿道が確認できます。

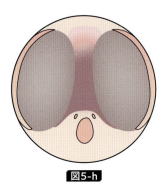

図5-h

⑨止血

　出血点を適宜止血します。レーザーは止血の際の熱損傷の深度が浅いですが、反面、止血力ではバイポーラやモノポーラによる電気凝固には劣ります。この後、モルセレーションを行いますが、血尿が強いと視野不良により膀胱損傷を起こす可能性があります。20例ほどまでは、バイポーラやモノポーラによる止血を行ったほうが安全であると考えます。

⑩モルセレーション

　モルセレーターで前立腺を回収します。腺腫がバラバラにならないように、核出した腺腫の周辺から少しずつ回収するように心がけましょう。腺腫がうまく回収できないときは、モルセレーターの角度や腺腫に当てる位置を少しずつ変えて回収します。膀胱鏡は少し腹側へ向け、膀胱粘膜を吸引しないように注意します。

　このとき灌流液の減りが非常に速くなります。灌流液がなくなると膀胱粘膜を吸引するリスクが高くなるため、灌流液がなくならないようにスタッフに指示しておきます。

　モルセレーションの所要時間は7 g/min程度とされており、腺腫が大きいほど回収効率が下がります[6]。大きな腺腫の場合は、ある程度の手術時間を確保しておく必要があります。

⑪カテーテル留置

　問題なく止血できたら、尿道カテーテルを留置します。この際、通常のカテーテルだとバルーンが小さく膀胱頸部にカテーテルが落ち込んでしまうため、固定水が30～50 mL程度の大きなバルーンを使用することをお勧めします。当科では、術後出血が強い場合に備え、灌流が可能な3Wayのカテーテルを使用しています。

> **ベテラン術者からのポイント解説**
>
> 　経尿道的手術自体に慣れていない場合は、まず止血処置から行うことをお勧めします。残存した腺腫を切除したり、出血点を止血したりすることによって、膀胱鏡の操作とホルミウムレーザーによる切除と止血の距離感に慣れることができます。
>
> 　また、初めて腺腫の剥離を行う際は、片方の腺腫の背側をベテランの医師に剥離してもらってから、対側を行うとイメージがつきやすいと考えます。麻酔方法に関しては、手術時間にもよりますが、手術を始める際は腰椎麻酔よりも全身麻酔のほうが安全です。
>
> 　手術手技に慣れてきたら、膀胱鏡の操作に注意する必要があります。膀胱鏡の角度が急になると、尿道球部へ負荷がかかり、球部尿道の粘膜や筋層が損傷し、尿道狭窄や術後尿失禁の一因になると考えられています。

トラブル & リカバリー

一般的な合併症

●腹圧性尿失禁

　術後、一過性の腹圧性尿失禁が生じます。たいていの場合3ヵ月以内に消失し、1年以上残存する症例は2%程度とされています[7]。開腹の前立腺被膜下摘除術では、術後一過性の尿失禁は生じにくいため、HoLEPの手術操作による影響と考えられています。腹圧性尿失禁の予防のために、精丘よりも遠位の構造は温存するように注意すべきです。

　また腹圧性尿失禁を生じた場合には、確立したエビデンスはありませんが、当科では骨盤底筋体操を指導しています。

●逆行性射精

　術後75%程度の症例で逆行性射精が生じます[8]。これは前立腺摘出による膀胱頸部の開大が原因であるため、術後の改善は見込めません。術前に患者への適切な説明が必要です。

●出血

　術後の貧血による輸血の可能性は5%程度とされています。出血リスクが高い症例では、レーザーによる止血だけでなく、バイポーラやモノポーラによる止血も併用します。術後血尿が強い症例では、血尿によるカテーテル閉塞により膀胱タンポナーデをきたすこともあるため、持続的な灌流を行う場合があります。

注意すべき合併症

●膀胱損傷

　HoLEPの0.1～4%で生じる合併症です[2]。モルセレーションにより起こる場合があり、導入20例目までに多いと報告されています。損傷が起こった際は、まずモルセレーションを中止し、損傷の程度を確認します。穿孔していなければモルセレーションを継続することができますが、膀胱内圧が過度に上がらないように注意します。

　穿孔していた場合には、その時点でモルセレーションを中止し、灌流を中止します。損傷が大きく、腹腔内に穿孔している場合には、開腹による閉鎖術が必要ですが、小さな損傷であれば、カテーテル留置期間を延長することで閉鎖が期待できます。カテーテル留置で対応する場合には経時的に超音波での評価を行い、リークの悪化がないかを評価するようにしましょう。

● 前立腺穿孔

　発生頻度は不明で、ほとんど起こりませんが、PZ が菲薄化している症例で生じることがあります。前立腺周囲の脂肪層を視認することで見つかる場合が多いです。通常通りカテーテル抜去が可能であるとする報告もありますが、超音波や CT により後腹膜へ灌流液の漏出がないか術後に評価する必要があります。

● 尿道狭窄

　4～15% の頻度で生じるとされています[9]。他の経尿道的な前立腺手術よりも発生頻度が高く、26Fr 膀胱鏡の使用や手術時の尿道への過負荷などが原因と考えられます。予防は難しいため患者へ事前の説明を十分に行いましょう。排尿障害をきたす症例も少なくないため、ある程度の期間フォローアップが必要です。

術後管理

術後～退院までの管理

● カテーテル留置期間

　術後 2～3 日（血尿が悪化しなければ抜去する）。

● 入院期間

　4～5 日程度。

退院後の管理

● フォローアップ

　当科では 1、3、6、9、12ヵ月で診察を行い、1 年後は 6～12ヵ月ごとの診察を行っています。

● それぞれの外来で行う検査

　1ヵ月：病理結果説明、PSA 測定、尿流測定検査、問診票。3～12ヵ月：尿流測定検査、問診票。

● 患者指導

　腹圧性尿失禁を伴う場合は、骨盤底筋体操を指導します。術前は尿道狭窄や、逆行性射精などの合併症を中心に説明を行います。

引用・参考文献

1) McNeal, JE. Origin and evolution of benign prostatic enlargement. Invest Urol. 15, 1978, 34-5.
2) 日本泌尿器科学会編. 男性下部尿路症状・前立腺肥大症診療ガイドライン. 東京, リッチヒルメディカル, 2017, 168p.
3) 中村雄ほか. 経尿道的ホルミウムレーザー前立腺核出術（HoLEP）における偶発癌症例および術後経過観察中に診断された前立腺癌症例の検討. Jpn J Endourol. 33, 2020, 335-40.
4) 新保正貴ほか. Anteroposterior HoLEP 法に基づいた教育による HoLEP 習得のラーニングカーブの検討. Jpn J Endourol. 28, 2015, 142-6.
5) 青木重之. HoLEP（holmium laser enucleation of the prostate）の核出方法における臨床的検討：逆行性核出と順行性核出の比較. Jpn J Endourol. 25, 2012, 351-55.
6) Anil, H. Predictive factors affecting morcellation efficiency in holmium laser enucleation of the prostate. Investig Clin Urol . 64, 2023, 388-94.
7) Vincent, MW. et al. HoLEP has come of age. World J Urol. 33 (4), 2015, 487-93.
8) Krambeck, AE. et al. Experience with more than 1,000 holmium laser prostate enucleation for benign prostatic hyperplasia. J Urol. 189 (1 Suppl), 2013, S141-5.
9) 若田部陽司ほか. HoLEP（Holmium Laser Enucleation of the Prostate）：術後尿道狭窄症に対する手術手技の検討. Jpn J Endourol. 24, 2011, 147-51.

星 誠二

陰嚢内容臓器・陰茎の手術

2_8 高位精巣摘除術

　高位精巣摘除術は、主に精巣がんの治療に用いられる手術です。精巣がんは男性器の一部である精巣に発生するがんであり、治療のためには精巣の摘出が必要となることがあります。手術は通常、小さな切開を行い、がんのある精巣を取り除きます。陰嚢内の精巣を取り出すだけでなく、精巣につながっている血管も含めて摘除します。そのため摘出する側の鼠径部を切って手術を行います。精巣がんと診断されると、まずこの高位精巣摘除術が行われます。摘出した組織を顕微鏡で調べて、精巣がんの確定診断がなされ、組織型が決まり、セミノーマと非セミノーマに分類します。

　手術後、患者は通常片方の精巣だけで正常な性機能を維持できますが、これによる身体的および精神的な変化が起こる可能性があります。

　本邦では稀ですが、海外では偽精巣の挿入が行われることもあります。

手術のための解剖生理

　高位精巣摘除術を行うためには、鼠径部および精巣を支配する血管、精路の解剖を理解することが極めて重要です。陰嚢皮膚から精巣までは陰嚢水腫根治術（2-11 図1）を参考に、層構造を成していることを理解してください（ 図1 ）。

　陰嚢皮膚の正中には、陰嚢縫線がみられます。皮膚の直下には、肉様膜と呼ばれる、他の部位の皮下組織とは異なって脂肪成分の少ない層があります。外精筋膜は腹壁の浅腹筋膜と外腹斜筋腱膜に、精巣挙筋は内腹斜筋、腹横筋に相当します。内精筋膜（総鞘膜）は腹横筋膜に対応しています。その内側には、やや肥厚

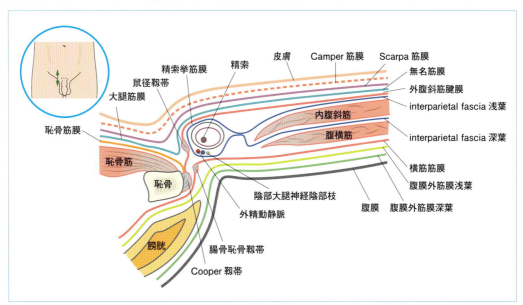

(三毛牧夫. "男性鼠径部における縦断面". 外科基本手技とエビデンスからときほぐす レジデントのためのヘルニア手術. 東京, 医学書院, 2020, 129)

図1 鼠径部の筋膜を中心とした解剖

した組織である固有鞘膜が存在します。固有鞘膜は、白膜で覆われた精巣と精巣上体を包み込んでいます。手術の際にこれらの層すべてを認識することは難しいですが、少し意識するだけでも見え方が違うと思います。総鞘膜は結合組織の陰嚢靱帯を有しており、これを切断して総鞘膜ごと陰嚢内容を脱転（創外に取り出すこと）することができます。しかしこれよりも、総鞘膜と固有鞘膜の間で剥離してから脱転するほうが容易と思われます。

　本手術において、絶対に認識すべき構造物、すなわち鼠径管、外鼠径輪、内鼠径輪、精索、精管、精巣動脈、精巣静脈をしっかりと理解できれば、他のすべての陰嚢内手術でも役に立つに違いありません（図2）。鼠径管は、鼠径靱帯を底面として外腹斜筋・内腹斜筋・腹横筋の3枚の側腹筋で作られたトンネルです。鼠径管を通過するものは男性の場合は精索と精巣挙筋です。精索は精管、精巣動脈、蔓状静脈叢、陰部大腿神経陰部枝を含んでいます。精巣挙筋は内腹斜筋の最下部の筋束が精索・精巣を覆っています（図3）。

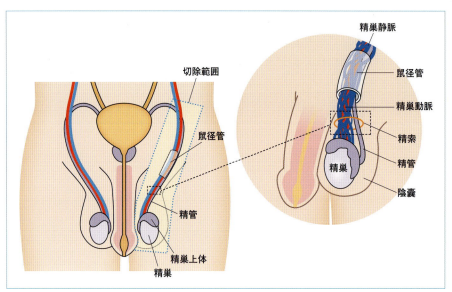

（国立がん研究センターホームページ．https://www.ncc.go.jp/jp/information/knowledge/Testicular/003/index.html を参考に作成）

図2 精索と血管の解剖

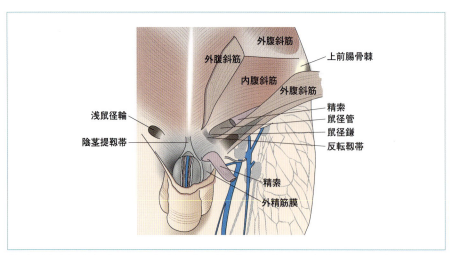

（Rauber's Lehrbuch der Anatomie des Menschen. Abteilung 4：Eingeweide. Stuttgart, Verlag von Georg Thieme, 2018, p445. を参考に作成）

図3 腹斜筋と精索の解剖

術前計画

　術者として手術に臨む際には、他の医師の診断を鵜呑みにするのではなく、手術前に自ら診察する姿勢が大切です。術前にはシミュレーションを繰り返し、不明点を解決しておきます。皮膚切開の方向（位置）、精索を把持する位置、精巣腫瘍の大きさによっては皮膚切開をどのように延長するか、把持してのちの陰嚢内容の脱転の方法、鼠径管の開放と精索の処理、鼠径管の縫合、創部の出血の確認、ドレーンチューブの留置の有無、使用する縫合糸、創縫合の方法などをイメージします。指導医とともにディスカッションできれば理想的です。

術前検査

　予定する麻酔方法に応じた一般的な術前検査が必要です。精巣がんの検査としては、診断のための陰嚢内容に対する超音波検査やCT、MRI、転移巣を検索するための胸腹部骨盤CTなどが必要です。転移が存在すれば、高位精巣摘除ののちに追加治療が必要となるため、術前説明の際に、今後の治療計画も患者および家族に伝えておくことが必要です。

インフォームド・コンセント

　手術の説明は本人だけではなく、家族も含めて行うほうがよいでしょう。患者やその家族も多かれ少なかれ不安を抱いているので、手術の説明は手術日までの時間的余裕のある時期に済ませておきましょう。精巣がなくなることの精神的ダメージ、整容性の変化についても理解を得ることが肝要です。

術前管理

　本手術に特徴的な術前管理は不要です。

内服薬の確認

　周術期の血糖コントロールの有無や手術当日の内服薬はしっかり指示する必要がありますが、好発年齢が比較的若年であることから、合併症は少ないことが多いです。抗凝固療法・抗血栓薬に関しては必ずしも休薬が必要とは限りません。個別によく検討しましょう。

人員配置

　術者と助手、直接介助の看護師の合計3人で手術を実施します。術者は患側に立ちますが、利き手の関係で反対側に立ったほうが操作しやすいこともあります。手術しやすい位置に直接介助の看護師や機材を配置します。また施設によっては助手がいなくて、直接介助の看護師と対面で、2人で手術を実施せざるを得ない場合もあります。本項に掲載している動画は看護師と2人で手術を行っています（図4）。

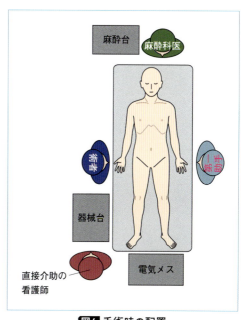

図4 手術時の配置

使用器具・機械・材料

本手術に特別な手術器具はありません。電気メスはモノポーラ型で十分ですが、必須です。

手術手順

①体位

体位は仰臥位です。陰嚢皮膚の恥毛が邪魔になる場合は、執刀直前にカットします。

②切開

精巣腫瘍の大きさに合わせ、鼠径管上に平行に皮膚切開を置きます。鼠径管を開放し、内鼠径輪の高さで処理する必要があるため、この処理ができる位置が頭側の高さになります。陰嚢内容の大きさによっては、皮膚切開は陰嚢方向へ延長せざるを得ないときがあります。

③同定

皮下組織を剥離し、鼠径管（の筋膜）および鼠径管から出てきたところで精索・精巣挙筋（以下、精索）を同定します。精索・精巣挙筋を鈍的に把持します（**図5**）（**web1**）。

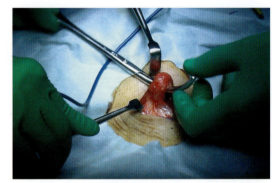

図5 精索の把持

④切除

精索を把持したのちは、精巣腫瘍が血流に乗って全身に広がらないように血流を遮断する必要があり、ネラトンカテーテルなどで結紮します（**図6**）（**web2**）。そのうえで、鼠径管を内鼠径輪まで鋭的に開放し、鼠径管内のものはすべて取り除くようにします（**図7**）（**web3**）。精索から精管のみを遊離し、結紮のうえ、切断します（**図8**）（**web3**）。残った精巣動静脈は、がっちりと把持できる鉗子で、二重に貫通結紮（刺通縫合）を行い、絶対に緩まないように工夫をしましょう（**図9**）。精索の断端は、内鼠径輪より骨盤内へ落とし込みます。

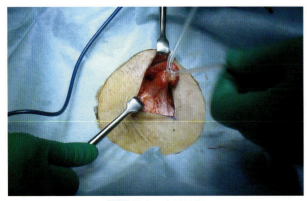

図6 精索の血流遮断

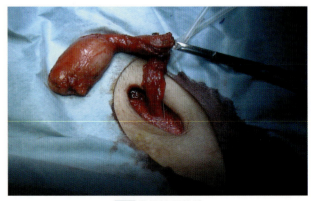

図7 鼠径管開放前

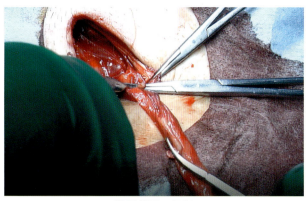

図8 精管の切断

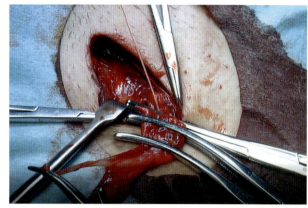

図9 精索のみを二重に結紮

⑤脱転

　陰嚢内容の脱転を行います。これは、精巣動静脈を結紮したのちであれば、精巣腫瘍を触っても問題はないので、鼠径管の処理より先行させていいでしょう。把持した精索を引っ張りながら、固有鞘膜の外方にて剥離を進めると、陰嚢靭帯以外はほぼ鈍的に剥離を行うことができます。あまり外方を剥離したり、切開したりすると、陰嚢皮膚を内側から切ってしまい、穴をあけてしまうことになるので注意が必要です。また、陰嚢皮膚は反転した状態になっているので、適宜、電気メスにて止血を確認しつつ、剥離をしていきましょう（図10）（web4）。

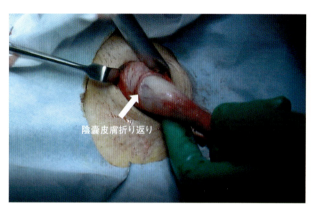

図10 陰嚢内容の剥離

⑥止血

　陰嚢内にガーゼを挿入し、十分に止血を確認することで、術後の陰嚢内血腫を回避しましょう。創部は簡単に洗浄し、鼠径管は結節縫合にて修復し（図11）、皮下組織は吸収糸による結節縫合で死腔を減らします。真皮も同じく吸収糸で埋没縫合を行い、抜糸を不要にします。さらに皮膚用接着剤を用いるのもいいでしょう。本項の動画ではドレーンを留置していませんが、陰嚢内から創外へペンローズドレーンを留置し、出血をドレナージするほうがいい場合もありますので、個々に検討しましょう。

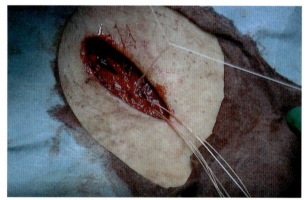

図11 鼠経管の縫合

トラブル&リカバリー

清潔手術に分類されますが、創部の感染が問題になります。脱転の際に、陰嚢の皮膚を押すことが多いと思いますが、陰嚢皮膚には多くの皺があり、十分な消毒が行われていない可能性に留意しましょう。

筆者はかつて指導医から、上記の陰嚢の皮膚を押す行為をしないように厳しく指導されました。そのおかげか陰嚢内容手術での感染例は経験がありません。最近になって、高位精巣摘除の際に後輩に術者を任せた際、陰嚢皮膚の圧迫をしていたため注意しましたが、慣れている手技であるため、陰嚢皮膚への接触をし続け、結果として創部が感染し、術後の化学療法の開始が遅れた経験があります。それだけが理由ではないとは思いますが、陰嚢皮膚は清潔ではないという意識をもって、可能な限り触らないようにすることをお勧めします。

また、陰嚢の膜構造の理解は重要です。膜構造を理解すれば、陰嚢内容の脱転はほぼ鈍的に可能です。陰嚢皮膚を裏から視認し、間違えて切ってしまい、穴をあけてしまうことを避けることができます。

精索の断端は黒絹糸で処理し、内鼠径輪から骨盤内へと落とし込むことになっていると思います。また、骨盤内に落とし込んでしまうと止血できなくなってしまうため、十分に安全な結紮操作が必要になります。骨盤内に精索断端を落とし込むのは、後腹膜リンパ節郭清の際に、患側の精巣静脈も摘出することになりますが、それをすべて摘出するとなると、落とし込んだ精索断端までの摘出が必要であるためであり、その目印となるように黒絹糸を使用する習慣がありました。しかし、筆者は後腹膜リンパ節郭清を数多く経験してきましたが、精索断端の黒絹糸を確認できたことは記憶にありません。また、精管を分けて結紮切断する理由は、動静脈だけを確実に結紮切断するためであると指導を受けてきましたが、真に必要であるかどうかは皆さんが検討してみてください。少なくとも、精管を見つけて、それのみを結紮切断することは、いわゆる精管切断術（パイプカット）の練習にはなるので、慣れるのにはいいでしょう。

術後管理

術後合併症の管理

最も注意すべき合併症は陰嚢内血腫です。自然に吸収されるのを待ちますが、患者にとって印象の悪いものになりかねません。陰嚢全体を圧迫して出血しないように処置しますが、術中にしっかりと止血を行うことに勝るものはありません。当然のことながら、抗凝固療法・抗血栓薬の再開やドレーン抜去の時期も、しっかりと考えましょう。

植村元秀

陰嚢内容臓器・陰茎の手術

2_9 精巣固定術（経鼠径）

　停留精巣は、精巣が本来の下降経路の途中で停留して陰嚢内に降りていない状態と定義されています。精巣固定術は停留精巣に対して行われる手術で、精巣固定術の目的は、精巣の萎縮を予防しながら精巣を陰嚢内に固定することです。精巣固定術の術式には、鼠径部切開による精巣固定術、精巣血管の切断を併用するFowler-Stephens法、腹腔鏡下精巣固定術などがあり、外鼠径輪より下方にある停留精巣に対しては陰嚢切開による精巣固定術が行われることもあります。ここでは、定型的な術式である、鼠径部切開による精巣固定術について解説します。

手術のための解剖生理

精巣の発生と陰嚢への下降[1, 2]

　胎生4～5週に腹腔内の尿生殖堤において中腎に隣接して性腺が発生し、男児では中腎の消退に伴ってSRY遺伝子の作用などにより精巣へと分化します。胎生7週早期に未分化性腺から精巣が分化した際に、精巣を陰嚢内に導く精巣導帯が発育してきます。その後、腹膜が精巣を包み込むように鞘状突起から精巣鞘膜が形成されます。胎児精巣から分泌されるテストステロンの作用により内外性器が男性化し、器官形成が終了した在胎16週頃には精巣導帯は収縮し、精巣鞘膜に包まれた精巣が内鼠径輪まで下降します。しばらくとどまった後、胎生22～26週目頃になると鼠径管内に下降し、胎生27週以降に精巣導帯の肥厚や鞘状突起の伸展などに誘導されながら陰嚢への下降を開始します。最終的に胎生35週までには、陰嚢底部に固定されます。この生理的な自然下降が障害されると腹腔内精巣または鼠径部の停留精巣となります（図1）。

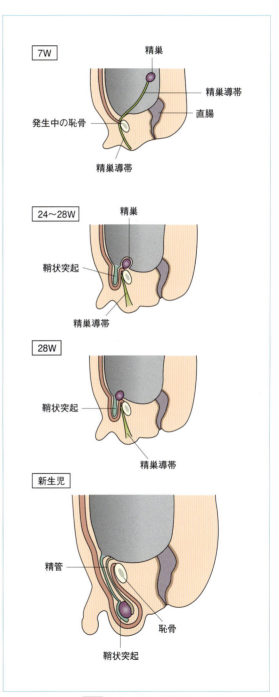

図1 胎生7週～新生児

(Moore, KL. et al. The Developing Human (8th ed). Amsterdam, Elsevier, 2008, p280. を参考に作成)

105

精索・精巣・陰嚢の膜構造[3]

　鼠径部での精索は、外腹斜筋腱膜前面を覆う薄い筋膜が連続して精索の最外層である外精筋膜を構成しています。外精筋膜を開放すると筋膜に包まれた精巣挙筋があり、その内側で腹横筋膜に相当する内精筋膜が精索を包んでいます。精索の内容は、前方に精巣動静脈、後方に精管が存在します。

　精巣を包む膜構造は、精索を包む膜がそのまま移行しています。最内層には腹膜の遺残である精巣固有鞘膜があり、固有鞘膜腔を形成しています。精巣表面は硬い白膜で覆われています。

鼠径管と鼠径部の膜構造（図2）

　鼠径管は腹腔内から体表面に精巣と精索が通過する通路です。外腹斜筋腱膜は鼠径管の前壁を形成し、下方で恥骨に付着しています。後壁は腹横筋腱膜、下壁は鼠径靱帯下縁、恥骨筋膜で形成されています。外腹斜筋と内腹斜筋の間には重要な神経として、頭側に腸骨下腹神経、尾側に腸骨鼠径神経が走行しています。

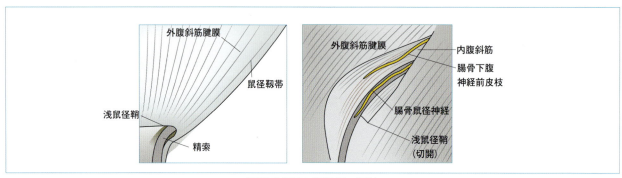

図2 鼠径管と鼠径部の解剖

（坂井建雄．ベッドサイド泌尿器科学（改訂第4版）．東京，南江堂，2013，43．を参考に作成）

術前計画

外陰部・鼠径部の診察

　触診だけでは精巣を同定することが困難な場合があり、超音波所見、健側の精巣所見（図3）も参考に、患者の外陰部・鼠径部を丁寧に診察して精巣の局在を確認しておきます。遊走精巣（移動精巣）を疑う所見などにより判断に悩む場合には、別の受診日に再度診察を行うことを伝え、日常の状態（入浴中、入浴直後の患児がリラックスした状態での精巣の位置）を両親から聞いておくとよいでしょう。

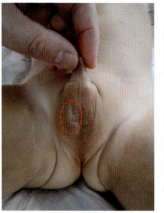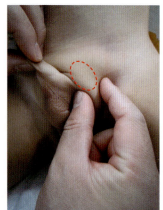

右正常精巣　　　　左停留精巣（外鼠径輪に触知）
図3 精巣所見

　遊走精巣は、一度陰嚢内に下降した精巣が、下降経路に沿って再び上昇するもので、精巣挙筋の過剰反射と精巣導帯の陰嚢底部への固定不良によって精巣が鼠径部に挙上する状態です。診察時の患児の状態（啼泣や緊張など）により挙上していることがあるため、一度の診察では判断できないことがあります。

術前管理

腸管処置

術前処置として、グリセリン浣腸 1〜2 mL/kg を目安に術当日に行うこともありますが、当院では現在、高度な便秘症例を除き腸管処置は施行していません。

人員配置

術者は患側に立ちます。利き手にもよりますが、右利きであれば患者の右側に立ち、助手は対側正面に配置します（図4）。

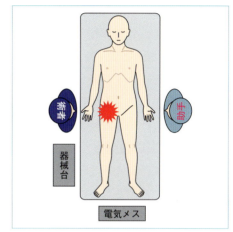

図4 人員配置

使用器具・機械・材料

電気メス、バイポーラ、モスキート鉗子、ペアン鉗子、メッツェンバウム、眼科用剪刀、ツッペルガーゼ、鑷子（有鉤、無鉤）、3-0・4-0・5-0 吸収糸、皮膚用接着剤（ダーマボンド®）、準備できれば拡大鏡 2.5 倍程度。

手術手順

①体位
体位は仰臥位です。

②皮膚切開（図5）

全身麻酔下に陰嚢、鼠径部を丁寧に診察し、精巣の局在を確認します。次に陰嚢から示指あるいは小指を入れ、外鼠径輪の位置を確認します。

切開位置は、上前腸骨棘と恥骨結合を結んだ直線の中点より尾側で、外鼠径輪の頭側に皮膚割線に沿って約2cmの切開を置きます。皮下脂肪組織を切開し、2層ある浅腹筋膜（Camper筋膜、Scarpa筋膜）を切開すると外腹斜筋膜が露出します。精巣が外鼠径輪より尾側に存在すれば、この時点で精巣がドーム状に持ち上がります。

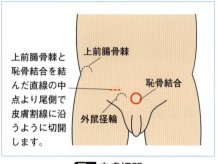

図5 皮膚切開

（東武昇平ほか．Urologic Surgery Next 7 小児泌尿器科手術．東京，メジカルビュー社，2020，168-172．を参考に作成）

③鼠径管の開放（図6）（web1）

精巣が外鼠径輪より尾側に存在する場合、外腹斜筋膜と外鼠径輪が露出されることにより精巣が同定できるようになります。その場合は精巣周囲の組織を剥離し、精巣導帯を同定します。精巣導帯を牽引し、付着部位を確認して切離します。精巣を牽引して精索を追うと外鼠径輪が同定でき、斜め外側に鼠径管の方向に沿って外腹斜筋膜を切開して鼠径管を開放します。

精巣が鼠径管内に存在する場合には、まず外鼠径輪を同定します。外鼠径輪の同定が難しい場合は、筋鉤で外腹斜筋腱膜の外縁を露出し、外縁に沿って尾側に向かうことで外鼠径輪が同定できます。

どうしても外鼠径輪を同定できない場合は、外腹斜筋腱膜外縁から5mm程度内側で外腹斜筋腱膜外縁に平行に外腹斜筋膜を切開することで鼠径管を開放できます。

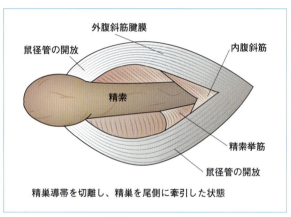

精巣導帯を切離し、精巣を尾側に牽引した状態

図6 鼠径管の開放

（東武昇平ほか．Urologic Surgery Next 7 小児泌尿器科手術．東京，メジカルビュー社，2020，168-172．を参考に作成）

④精索周囲の処理（図6）（web2）

精巣を、用手的あるいはモスキート鉗子で精巣鞘膜を把持して尾側に牽引すると、精索の左右に精巣挙筋がテント状に付着しているのが確認できます。これを電気メスやモスキート鉗子で丁寧に剥離します。精索周囲をツッペルガーゼにて頭側に剥離すると腹膜前脂肪が確認でき、内鼠径輪に到達します。

⑤ 腹膜鞘状突起の処理　（図7）（web3）

　精索を覆う内精筋膜を切開し、腹膜鞘状突起を確認します。腹膜鞘状突起は、開放せずに一塊にして精巣動静脈や精管から剝離する方法と、開放して剝離する方法があります。開放する場合、腹膜鞘状突起の背側に精巣動静脈と精管が存在するため、腹膜鞘状突起をフラットな状態とし、脈管組織と腹膜鞘状突起の間をメッツェンバウムや眼科剪刀を用いて剝離を行います。このとき腹膜鞘状突起が裂けて引き込まれないように、辺縁をモスキート鉗子で把持しながら剝離を行います。剝離した腹膜鞘状突起の全周をモスキート鉗子で把持し、さらにツッペルガーゼを用いて内鼠径輪まで剝離を行うと腹膜が円錐状に持ち上がって見えます。ここで、腹膜鞘状突起を脈管組織に巻き込まないように結紮します。

　精巣直上の精巣鞘膜を精巣上体に注意して切開し、精巣を脱転させます。精巣、精巣上体を観察し、付着異常や long loop vas などの形態を確認します。精巣垂／精巣上体垂があれば電気メスで切離します。

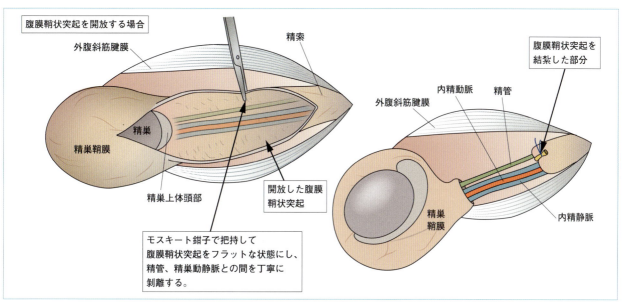

図7 腹膜鞘状突起の処理

（東武昇平ほか．Urologic Surgery Next 7 小児泌尿器科手術．東京，メジカルビュー社，2020，168-172．を参考に作成）

⑥ Dartos pouch の作成　（図8）

　鼠径部切開創から示指を挿入し、陰嚢まで進めて、内部から陰嚢皮膚に緊張を加えた状態で、陰嚢皮膚割線に沿って約1 cm の切開を置きます。Dartos 筋膜まで切開が到達していない場合には、メスや電気メスで切開を追加します。メッツェンバウムで皮下と dartos 筋膜の間を剝離し、皮下ポケットを作成します。

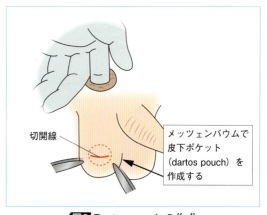

図8 Dartos pouch の作成

（東武昇平ほか．Urologic Surgery Next 7 小児泌尿器科手術．東京，メジカルビュー社，2020，168-172．を参考に作成）

⑦精巣の固定（図9）（web4）

　十分な皮下ポケットを作成後、鼠径部創からツッペルガーゼを陰嚢切開部まで挿入し、陰嚢部からツッペルガーゼを押すようにしてモスキート鉗子を鼠径部創に誘導します。精索が捻れないように精巣尾側の鞘膜を把持して陰嚢まで下降させます。開放したdartos筋膜切開部の3時、（6時）、9時の2～3ヵ所で、5-0吸収糸で精巣白膜と縫合固定します。

> **ベテラン術者からのポイント解説**
> 精巣固定の際は、縫合糸が精巣血管、精管、精巣上体を巻き込まないように注意します。

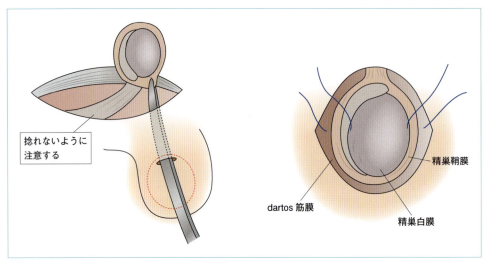

図9 精巣の固定

（東武昇平ほか．Urologic Surgery Next 7 小児泌尿器科手術．東京，メジカルビュー社，2020，168-172．を参考に作成）

⑧閉創

　陰嚢皮膚は5-0吸収糸にて皮下埋没縫合を行います。鼠径部創は外腹斜筋膜、皮下組織を3-0あるいは4-0吸収糸にて結節縫合にて閉じます。皮膚は5-0吸収糸にて埋没縫合し、皮膚用接着剤（ダーマボンド®）で閉創します。

> **ベテラン術者からのポイント解説**
> 外腹斜筋膜を閉鎖する際に、外鼠径輪を閉じすぎると精索の血流障害が懸念されるため、モスキート鉗子が外鼠径輪と精索の間に入る程度にとどめる。

トラブル&リカバリー

- **精巣を鼠径管内の比較的高位に認めた場合**

　陰嚢まで精巣を降ろす距離が足りないようであれば、下腹壁静脈の切断や周囲組織の剥離が必要となる。

- **腹膜鞘状突起の処理**

　処理する際、鞘状突起が裂けて引き込まれやすいため、12時方向、剥離を進める過程で3時、9時なども適宜モスキート鉗子で把持しておくようにする。

術後管理

術後〜退院までの管理

　創部は皮膚用接着剤（ダーマボンド®）で被覆しており、原則、処置は不要です。術後の出血、陰嚢部の腫脹の程度、固定した精巣が触知できることを確認して、当院では術後翌日には退院可能としています。陰嚢の腫脹が強い場合には、超音波検査による評価を行います。

退院後の管理

　術後は患者が思春期を迎えるまで、精巣の大きさ、位置を触診・超音波検査により定期的に経過観察します。精巣固定術の成功率は腹腔内精巣も含めて96％、術後精巣萎縮の頻度は2％以下と報告されています[4]。停留精巣の術後に両側とも精巣発育が著しく不良な場合は、性腺機能低下症を考慮した検査が必要となる場合があります[5]。思春期以降の問題点として、妊孕性の低下、精巣悪性腫瘍の発生が懸念されるため、思春期に達した患者及び両親等に精巣の腫脹・硬結の有無に関してセルフチェックを指導し、有事の際には泌尿器科に相談することを指導します。

引用・参考文献
1) 杉村芳樹. "泌尿器の発生". 標準泌尿器科 第9版. 東京, 医学書院, 2014, 34-5.
2) 野々村克也. "先天性および小児泌尿器疾患". 前掲書1). 134-5.
3) 松田公志. "陰嚢・鼠径の手術". 新 泌尿器科手術のための解剖学. 東京, メジカルビュー社. 2006, 188-90.
4) Kolon, TF. et al. Evaluation and treatment of cryptorchidism：AUA guideline. J Urol. 192, 2014, 337-45.
5) 佐藤裕之. 停留精巣最近の知見：術後の追跡と長期成績. 小児外科. 47 (8), 2015, 865-8.

佐藤雄一

陰嚢内容臓器・陰茎の手術

2_10 精巣捻転解除術

　精巣捻転症は、急性陰嚢症の代表的な疾患です。精索が捻転して精巣への血流が低下し、精巣の虚血・梗塞が起こることで生じる疾患です。精巣を温存するためには、発症から捻転解除による血流再開までの経過時間が重要であり、緊急手術が必要になります。急性陰嚢症には複数の疾患が含まれていることから各疾患との鑑別点や、好発年齢ごとに起こりやすい捻転の発症形式についても理解する必要があります。

手術のための解剖生理

精巣と陰嚢の層構造（図1）

　精巣は陰嚢内の左右にあり、精索によって吊り下げられています。精巣鞘膜は、精巣を取り囲む孤立した腹膜であり、精巣はその内腔で回転の自由度が高い状態で存在します。左右の精巣は、精巣上体と精索が付着する部位を除いて精巣鞘膜の臓側板（固有鞘膜）で覆われており、精巣鞘膜の臓側板は光沢のある透明な漿膜としてみえます。精巣鞘膜の壁側板（総鞘膜）は内精筋膜と密着し、精巣鞘膜の臓側板および壁側板で囲まれた鞘膜腔には少量の液体が存在しており、精巣が自由に動けるようになっています。

　内精筋膜は、横筋筋膜（腹膜下筋膜）に由来した構造物で、その外側には精巣挙筋膜と精巣挙筋が存在します。精巣挙筋膜は、内腹斜筋を覆う筋膜に由来しており、精巣挙筋は内腹斜筋の最下部の筋束が伸びたものになります。さらにその外側からは、外腹斜筋腱膜

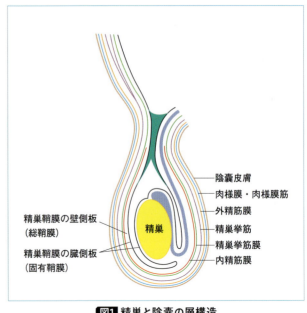

図1 精巣と陰嚢の層構造

とそれを包む筋膜に由来した外精筋膜が包んでいます。精巣挙筋は、寒さによって反射的に収縮し精巣を陰嚢上方へ引き上げるほか、逆に暖かい環境では弛緩することで精巣が陰嚢深くに下降します。また、大腿上部内側皮膚を擦過することで精巣が挙上する挙睾筋反射は、診察時に確認する所見のひとつとなります。

　外精筋膜の外方には肉様筋と肉様膜が存在します。肉様膜は、平滑筋である肉様筋を含んだ脂肪のない筋膜層であり、陰嚢表面に皺を作っています。肉様筋は陰嚢皮膚に付着しており、精巣挙筋と協調して陰嚢皮膚の弛緩、収縮により精巣の温度調節をする役割があります。

術前計画

急性陰嚢症の鑑別疾患と診察時のポイント

　精巣捻転症は、急性陰嚢症の代表的な疾患であり（**図2**）、精索が捻転することにより精巣への血流が低下する（**図3**）ことで、精巣の虚血・梗塞が生じる病態です。精巣温存のゴールデンタイムは発症から4〜6時間以内とされていますが、時間だけではなく捻転の程度も関係すると考えられていることから、発症から24時間以内は緊急手術の適応と考えられます。一方、急性陰嚢症には、精巣捻転症以外に精巣垂捻転症（**図4**）や精巣上体垂捻転症（**図5**）、精巣上体炎が主な鑑別疾患として挙げられます（**表**）。その他にも鼠径ヘルニア嵌頓や精巣炎、陰嚢水腫、陰嚢部外傷など複数の疾患が急性陰嚢症の原因となることから、ポイントを押さえた診察が重要ですが、精巣捻転症が否定できない場合には、試験開創を行うべきです。

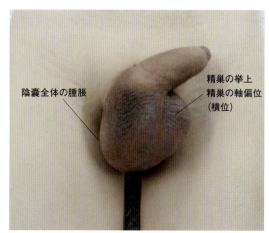

図2 精巣捻転症の陰嚢腫脹と精巣の軸偏位（横位）

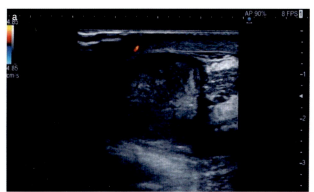
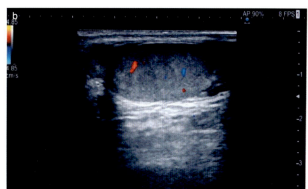

図3 精巣周囲の血流

a　患側精巣（精巣捻転症）、b　健側精巣

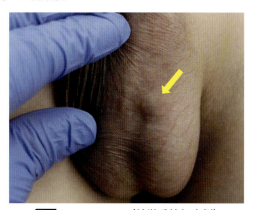

図4 Blue dot spot（精巣垂捻転症例）

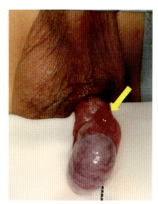

図5 精巣上体垂捻転

表 急性陰嚢症の鑑別

鑑別診断	精巣捻転症	精巣垂捻転症 精巣上体垂捻転症	精巣上体炎
発症様式	急激	ときに急激	緩徐
付随症状	腹痛・嘔吐	なし	発熱
身体所見	精巣の挙上 精巣の軸偏位（横位） 陰嚢全体の腫脹	Blue dot spot 陰嚢腫脹は軽度	精巣上体の腫脹
精巣挙筋反射	なし	あり	あり
検尿	異常なし	異常なし	膿尿
超音波所見	精巣内部の不均一 捻転部の腫瘤	精巣に異常なし	精巣上体の腫脹
精巣周囲の血流	精巣内血流の消失・減弱	精巣血流あり	精巣上体の血流増強

精巣捻転症における鞘膜外捻転と鞘膜内捻転

　精巣捻転症の好発時期は、胎児・新生児期および思春期です。

　胎児・新生児期は、精巣鞘膜と陰嚢壁の間における可動性が高いとされ、それに伴う鞘膜外での捻転を起こす鞘膜外捻転の形式をとることが多いです（**図6**）。胎児期に発症する prenatal torsion は、出生後の診察にて圧痛を伴わない腫瘤として触知されます。また、出生後に発症する postnatal torsion は、患児に陰嚢の圧痛や不機嫌などの症状を呈します。対して思春期では、精巣と精巣上体の付着異常に起因する鞘膜内捻転の形式で発症します（**図7**）。

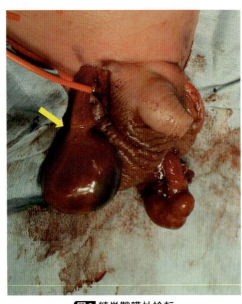

図6 精巣鞘膜外捻転

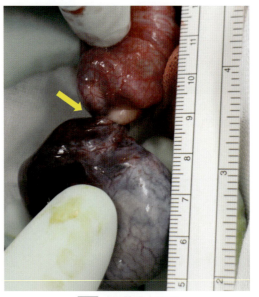

図7 精巣鞘膜内捻転

インフォームド・コンセント

精巣捻転症が疑われる場合、手術に伴う一般的な合併症（出血や感染など）のほかにも説明しておくべきポイントがあります。

● **術中所見で術式が変更になる可能性について**

精巣捻転症では、まず患側の捻転解除を行いますが、血流を回復させても精巣の壊死が疑われる場合には精巣摘除を行うことがあります。

● **精巣捻転解除術および精巣固定術後の精巣捻転再発の可能性について**

これまで精巣固定術後の再捻転に関する報告もされており、手術を行った後に再発することがあります。

● **精巣捻転解除術による精巣温存後の精巣萎縮の可能性について**

精巣捻転症に対する精巣捻転解除術により精巣の温存が可能であった場合にも、術後経過で精巣萎縮が起こる可能性があります（本稿の「術後管理」の項をご参照ください）。

● **術後の整容面について**

精巣固定術に伴い患側と健側精巣の位置が異なってしまう可能性があります。

術前管理

術前検査

精巣捻転症が疑われる場合、全身麻酔での緊急手術を行うことになります。そのため、全身麻酔が可能かどうか評価するために、血液検査（生化学検査や血算、凝固機能、感染症の有無）や胸部X線写真、心電図といった一般的な術前検査を行う必要があります。また、麻酔をかける際に必要になる情報（身長や体重、既往歴、アレルギー歴、最終経口摂取時間など）についても事前に十分聴取することが、手術を円滑に進めるためにも必要です。

初期対応

精巣捻転症が疑われる場合、ただちに手術を行うべきですが、施設によっては手術開始までに時間を要する場合もあります。その場合、虚血の解除を目的に用手的整復を試みることがあります。精巣捻転症では、陰嚢を足側から見上げたときに患側精巣が内側に回転する捻転形式を取ることが多いとされ、精巣を外側に回転させることで疼痛の減弱を得られることがあります（図8）。しかし、体表からでは患側精巣がどの程度の回転角による捻転をしているか判断できず完全に捻転を解除できていない可能性や、患側精巣が外側に回転する捻転形式を取る可能性もあります。用手的整復はあくまでも症状緩和や精巣血流の再開による精巣温存の可能性を上げる処置として実施を試み、緊急手術の準備を進める必要があります。

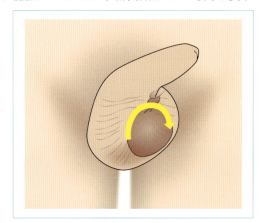

図8 用手的整復

Prenatal torsion・postnatal torsion

　胎児期に発症するprenatal torsionでは、精巣の温存可能なゴールデンタイムを過ぎていることが多く、待機的手術にて患側精巣の摘除術を行うことが多いです。その際、対側精巣の異時性の捻転を防ぐために、精巣固定術を行います。一方、出生後に発症するpostnatal torsionは、精巣が温存できる可能性もあるため、思春期と同様の対応を行います。

人員配置（図9）

　当科では、図9のような配置で行っています。患者は仰臥位とし、術者は患側に、助手は健側に立ちます。

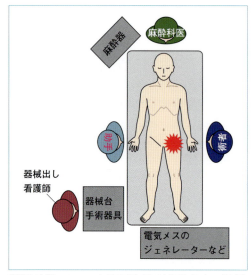

図9 手術における人員配置（左精巣捻転症の場合）

使用器具・機械・材料

　本手術に特別な手術器具はありません。一般的な小切開手術に用いるメス（円刃・尖刃）、鑷子（有鉤・無鉤）、モスキート鉗子、メッツェンバウム剪刀、糸切り用剪刀などが挙げられます。縫合糸については吸収糸を用います。また、皮膚の閉創では、ナイロン糸やスキンステープラを用いる場合もありますが、乳幼児では術後の抜糸や抜鉤が負担となることもあるため、ダーマボンド®などの皮膚用接着剤を塗布する場合もあります。手術の際、捻転解除後に温生食で湿らせたガーゼで患側精巣を被覆します。

手術手順

鞘膜内捻転に対する精巣捻転解除術の手順

①切開（web1）

　鞘膜内捻転に対する精巣捻転解除術では、陰嚢皮膚に切開を置いて手術を開始します。陰嚢縫線に沿った陰嚢正中切開から陰嚢内へアプローチする方法や、患側陰嚢を横切開または縦切開して陰嚢内へ到達する方法があります。当科では、術後の陰嚢切開創が目立ちにくく、精巣捻転症であった場合に健側精巣の固定術も併せて行いやすいアプローチとして、陰嚢縫線に沿った陰嚢正中切開法で行っています。

②翻転（web2）

　陰嚢皮膚切開後は、可及的に皮下組織を切離していき、陰嚢内の精巣を陰嚢外に翻転させます。その後、鞘膜を切開開放し、精巣および精索の状態を観察します（図10）。精巣捻転では捻転の回転角度によって精巣虚血の程度が異なり、精巣温存やその後の虚血壊死に影響するため、注意して観察する必要があります。

　また、新生児期の鞘膜外捻転では、精索捻転の確認が困難なこともあります。鞘膜外捻転を考慮する場合には鼠径部切開での手術も検討します。鼠径部切開による陰嚢、精巣へのアプローチについては、「精巣固定術（経鼠径）」の項をご覧ください。

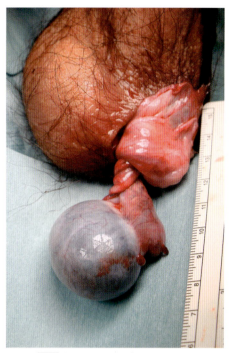

図10 左精巣捻転症（鞘膜内捻転）

③捻転解除（web3,4）

　鞘膜腔内の精索の捻転を確認した場合には捻転を解除し、解除の前後における精巣の色調変化を確認する必要があります（図11）。患側精巣の色調変化を待つ間は、温生食で湿らせたガーゼで患側精巣を被覆し、健側精巣の固定術を並行します。

> **ベテラン術者からのポイント解説**
> 精索の捻転解除後、精巣の血流再開、色調の改善には時間を要するため、温生食で湿らせたガーゼで被覆し温め、ある程度の時間が経ってから精巣血流の評価が必要になることがあります。当科では、待機時間中に健側精巣の固定術を併せて行っています（web5,6,7）。

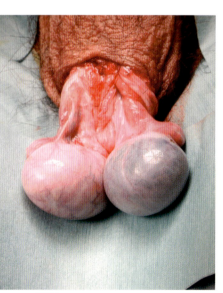

図11 捻転解除後の精巣の色調

④血流の改善の確認（**web6,8,9**）

　患側精巣の捻転を解除後も血流の改善が見込めない場合には、精巣白膜を切開し精巣内容を確認します。精巣内の血流を認めず、虚血による壊死が明らかな場合には、精巣の摘出を行います（図12 図13）。一方、精巣内の血流を認めた場合には、白膜を縫合してから患側の精巣固定に移ります。

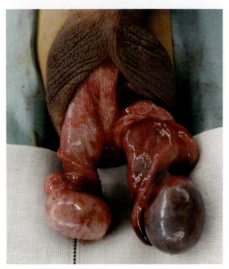 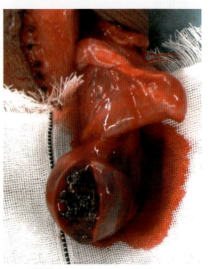

図12 左精巣捻転症による精巣壊死　　図13 精巣壊死症例の精巣内容

⑤精巣固定（**web10**）

　精巣を固定する際は、精巣を陰嚢内もしくはdartos pouch（陰嚢皮膚と肉様膜の間に精巣を収納する目的で剥離したスペース）に収納します。精巣は捻転が起こらないように、精巣白膜を吸収糸で3針（精巣の左右と尾側）縫い合わせて固定します。固定に用いる縫合糸は、吸収性縫合糸を用いた固定のほうが再捻転のリスクが高いとされていますが、非吸収性縫合糸を用いた場合でも再捻転が報告されています。

> **ベテラン術者からのポイント解説**
> 白膜に固定糸をかける際、白膜下の血管損傷を起こしてしまうリスクがあるため、注意を要します。

⑥閉創

　閉創する前に、陰嚢内や精巣周囲の出血点がないか確認し、止血を行ってから陰嚢を閉創します。

トラブル＆リカバリー

● 陰嚢内を開放した際に精索の捻転が確認できない場合

　鞘膜内捻転では手術前に捻転が自然解除されている場合があります。ただし、その場合も精巣捻転症の発症を除外することはできないため、患側の精巣固定術を行う必要があります。

　新生児では鞘膜外捻転の可能性があります。精巣血流の回復による色調の改善がない場合には、鞘膜外捻転を確認するために、陰嚢の切開を広げたり、鼠径部に新たに切開をおきます。

術後管理

術後～退院までの管理

　術後は麻酔の完全覚醒後に飲水、食事の摂取を再開します。経口摂取に問題がない場合、発熱や出血、血腫の出現などがなければ、手術翌日の退院も可能です。

退院後の管理

　精巣温存が可能であった症例でも、術後に患側精巣の萎縮を起こすことがあります。最終的な父性獲得の有無を評価するためには、術後長期間のフォローアップ継続が理想とされますが、現実的には困難な場合が多いとされています。『急性陰嚢症診療ガイドライン』では、精索捻転後の短期的なアウトカム評価として、術後2～3年間は超音波検査を年1～2回施行し、患側および健側の精巣サイズの測定、萎縮の有無・程度を確認することを推奨しています[1]。

引用・参考文献
1) 日本泌尿器科学会. 急性陰嚢症診療ガイドライン. 2014年版. 東京, 金原出版, 2014, 50p.
2) Moore, KL. et al. "腹部、精索、精巣、精巣上体、陰嚢". ムーア臨床解剖学. 第3版. 坂井建雄監訳. 東京, メディカルサイエンスインターナショナル, 2016, 129-32.
3) 並木幹夫ほか. "先天性および小児泌尿器科疾患". 標準泌尿器科学. 第9版. 東京, 医学書院, 2014, 136.
4) 東武昇平ほか. "小児泌尿器疾患 急性陰嚢症". 泌尿器科外来マスターバイブル. 東京, 医学書院, 2019, 404-7.
5) 三井貴彦ほか. "救急処置 精索捻転症に対する診断・手術". 外傷の手術と救急処置 (新 Urologic Surgery シリーズ 8). 東京, メジカルビュー社, 2011, 132-7.
6) Smith Jr., JA. et al. Hinman's Atlas of Urologic Surgery. 3rd ed., Amsterdam, Elsevier, 2012, 345-6.

胡口智之

陰嚢内容臓器・陰茎の手術

2_11 陰嚢水腫根治術

　陰嚢水腫とは、精巣と固有漿膜との間隙に液体が貯留する良性疾患です。その病態は、小児では通常、腹膜鞘状突起の閉鎖不全による腹腔と固有鞘膜腔との交通であるのに対し、成人では、何らかの原因による固有鞘膜からの液体の過剰分泌（または吸収不良）であるとされています。ただし、極めて稀に、悪性腫瘍など他の陰嚢内疾患の一症状として水腫を認める例もあることを頭の片隅に置いて診断しましょう。本稿では、成人の陰嚢水腫根治術について解説します。

手術のための解剖生理

　陰嚢の解剖を理解することが極めて重要です。陰嚢皮膚から精巣までは 図1 のような層構造を成しています。それぞれの構造物が腹壁、鼠径部とどのように連続しているかも理解しましょう。手術の際にこれらの層すべてを認識することは難しいですが、絶対に認識すべき構造物をしっかりと理解できていれば、本術式だけではなく、他のすべての陰嚢内手術でも通用します。

　陰嚢皮膚の正中には、陰嚢縫線がみられます。皮膚の直下には、肉様膜と呼ばれる、他の部位の皮下組織とは異なった脂肪成分の少ない層があります。外精筋膜は腹壁の浅腹筋膜と外腹斜筋腱膜に、精巣挙筋は内腹斜筋、腹横筋に相当します。内精筋膜（総鞘膜）は腹横筋膜に対応しています。その内側には、やや肥厚した組織である固有鞘膜が存在します。固有鞘膜は、白膜で覆われた精巣と精巣上体を包み込んでいます。精巣や精巣上体には、しばしば精巣垂や精巣上体垂を認めます。

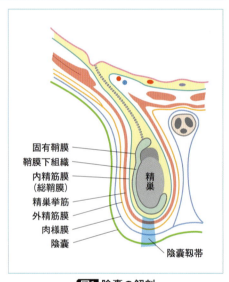

図1 陰嚢の解剖

術前計画

　術者として手術に臨む際には、他の医師の診断を鵜呑みにするのではなく、手術前に自ら診察する姿勢が大切です。陰嚢穿刺の既往がある症例の場合、水腫を包む固有鞘膜が、周囲と炎症性に癒着している可能性が考えられるので病歴を把握しておきます。視触診では、水腫の大きさ、硬さ、透光性を確認します。

　術前にはシミュレーションを繰り返し、不明点を解決しておきます。皮膚切開の方向（位置）、固有鞘膜切開後の水腫の排液方法、固有鞘膜の縫合の仕方、ドレーンチューブの留置の有無、使用する縫合糸などをイメージします。指導医とともにディスカッションできれば理想的です。後述しますが、麻酔法、人員と機器の配置、使用する機材もしっかりと頭に入れておきましょう。小手術とはいえ、手術のエッセンスが凝縮されていますので、入念に準備をすることが自身の成長にもつながります。

術前検査

画像検査

　超音波検査では、貯留液体の輝度、水腫の広がりや腹腔との連続性、水腫壁の不整の有無、消化管や大網の有無、精巣や精巣上体を観察します（図2）。必要があればMRI検査も考慮し、他疾患（精索水瘤、陰嚢内血腫、鼠径ヘルニア、交通性陰嚢水腫、精巣腫瘍、精巣上体炎、中皮腫、体液貯留による陰嚢浮腫など）を確実に否定しておきます。

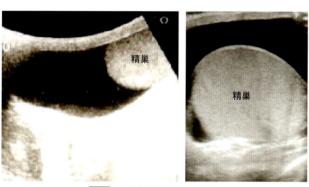

図2 陰嚢水腫の超音波画像

インフォームド・コンセント

　手術の説明は本人だけではなく、必ず家族も含めて行います。重要なポイントとしては、後出血や疼痛、膿瘍形成などの合併症が起こり得ることです。また、術後は陰嚢内に硬結が残存することを前もって話しておけば、不安軽減につながります。患者やその家族も多かれ少なかれ不安を抱えているので、手術の説明は、手術日まで時間的余裕がある時期に済ませるようにしましょう。

術前管理

内服薬の確認

　手術当日の内服薬はしっかりと指示しましょう。抗凝固・血栓薬に関しては、当科では基本的に休薬させて手術に臨んでいます。

人員配置

術者と助手、直接介助の看護師の合計3人で手術を実施します。患側に術者が立ちますが、利き手の関係で反対側に立ったほうが操作しやすいこともあります。手術しやすい位置に直接介助の看護師や機材を配置します（図3）。

使用器具・機械・材料

本手術に特別な手術器具はありません。電気メスはモノポーラ型に加え、バイポーラ型もあると便利です。本手術に限ったことではありませんが、手術時の電気メスに関連した医療事故が多数報告されています。手術に夢中になるあまり、思いがけないことでトラブルが発生することもあります。電気メスのコードを鉗子に巻き付けて固定しない、使用しない際には適切な場所に置くなど、基本的な使用法に習熟しておくべきです。

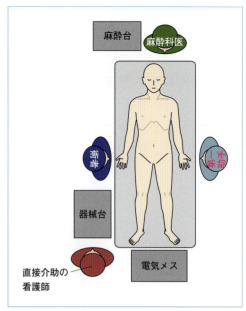

図3 手術時の配置

術中に貯留液体を回収するためのシリンジや吸引管、あるいは膿盆などもあるとよいでしょう。縫合糸は3-0や4-0程度の吸収糸を用いています。使用するドレーンの種類は、材質や構造、刺入部をどこに置くか、術者の好み、などにより決定します。

しっかりとしたシミュレーションができていれば準備も万全となり、心に余裕をもった円滑な手術につながります。

手術手順

①体位・マーキング

体位は仰臥位です。陰嚢皮膚の恥毛が邪魔になる場合には、執刀直前にカットします。陰嚢水腫の大きさに合わせ、水腫直上での皮膚切開ラインを決定します。陰嚢の皮膚割線に沿って横切開する場合もあれば、水腫が大きい場合には、切開を精索方向に延長できるように縦切開することもあります（図4）。

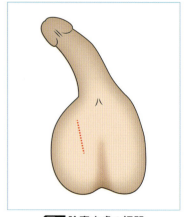

図4 陰嚢皮膚の切開

②切開

利き手と反対の手で十分に緊張をかけた状態で行います。肉様膜より深部の組織を切離していきますが、重要なことは、水腫を包んでいる固有鞘膜を破らないことです。そのために、水腫を包む固有鞘膜を創外に押し出すように用手的に緊張をかけながら、固有鞘膜の外側の組織を鈍的、鋭的に剥離、切離していきます。すると、固有鞘膜に包まれた水腫を完全に創外に脱転することができます（図5）。

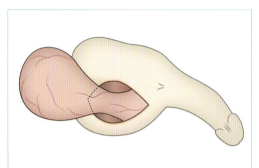
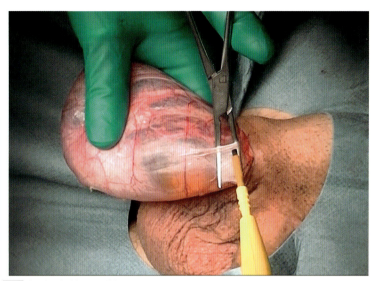

図5 水腫の創外への脱転

③貯留液体の回収

次に、固有鞘膜の1ヵ所を切開し、貯留液体を回収します（図6）。切開する際には、2本の鑷子あるいは鉗子で把持し、その間を切開するとよいでしょう。続いて、切開した位置を起点に固有鞘膜の切開を精索方向に延長すれば、包まれていた精巣と精巣上体が完全に露出されます（図7）。

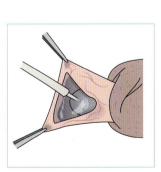
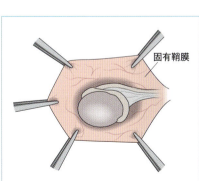

図6 水腫の液体の吸引　　図7 固有鞘膜を切開することによる精巣・精巣上体の露出

④腹膜鞘状突起開存の確認と固有鞘膜の切離（**web1**）

　ここで、腹膜鞘状突起の開存がないかどうかも確認します。水腫によって固有鞘膜は過剰に伸展した状態になっているため、精巣や精巣上体、精索の位置を確認し、それらから1cmほどの距離をおき、固有鞘膜の切開線をマーキングして電気メスで切離します（**図8**）。この際、切離した固有鞘膜断端からの出血をしっかりと止血することが大切です。

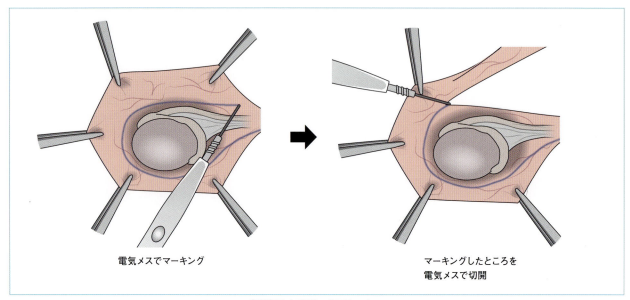

電気メスでマーキング　　マーキングしたところを電気メスで切開

図8 固有鞘膜の切開ライン

⑤固有鞘膜の処理（**web2**）

　残された固有鞘膜の処理方法はいくつかあります。
　止血目的に切離断端を連続縫合する方法はBergmann法と呼ばれます（**図9**）。電気メスなどで十分に止血し、連続縫合を行わないこともあります。
　固有鞘膜を反対側に折り返し、断端同士を縫合するのがWinkelmann法です（**図10**）。頭側の縫合の際には、精索が過度に圧迫されないよう注意します。
　固有鞘膜の切除断端から出血がないか、丁寧に確認します。また、陰嚢内もくまなく観察します。陰嚢皮膚によって視認しづらい奥の陰嚢内の皮下組織から出血していることもあるので注意しましょう。

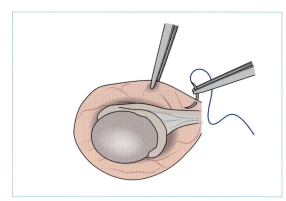

図9 Bergmann法による固有鞘膜の処理

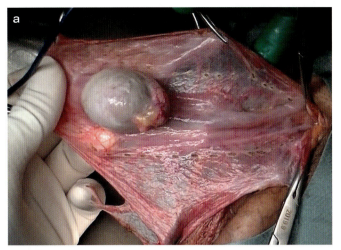
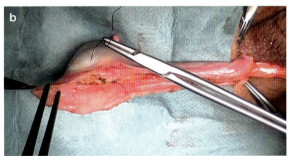
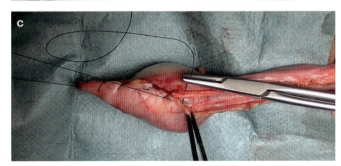
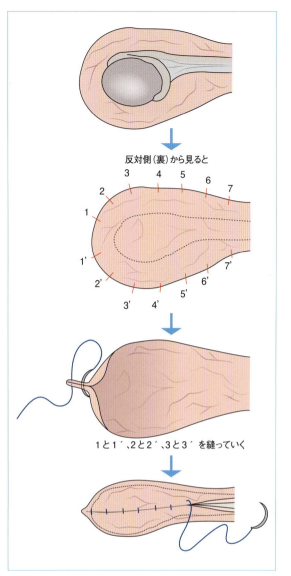

図10 Winkelmann法による固有鞘膜の処理
a 固有鞘膜の切開ラインを、電気メスでマーキングしたところ。
b 残された固有鞘膜を翻転したところ。
c 固有鞘膜の断端を連続縫合しているところ。

⑥陰嚢内への還納（**web3**）

止血を確認し、精巣を陰嚢内に還納します。還納後、固有鞘膜または精巣白膜と肉様膜とを縫合して精巣を陰嚢内に固定する方法もあります。

⑦ドレーン留置

ドレーンを留置する場合には、ドレーン刺入部からの出血にも留意します。皮下組織が深い場合には、死腔にならないように皮下を適宜縫合します。その際、くれぐれもドレーンを縫い込まないように注意しましょう。陰嚢皮膚の創縁は内反しますので、断端をきちんと合わせます。終了後は、止血目的に陰嚢を圧迫するように固定します。

トラブル&リカバリー

固有鞘膜に包まれた水腫を完全に創外に脱転する前に、水腫壁が破れて水腫が萎んでしまった場合でも、固有鞘膜と周囲組織それぞれに緊張をかけ、剥離操作を続けます。液体が多く残っているようであれば、破れた部位を縫合閉鎖してもよいでしょう。

Winkelmann 法を行う際、翻転して縫合した固有鞘膜に精索が圧迫され過ぎたり、あるいは翻転するには固有鞘膜が足りなくなってしまったりした場合には、Bergmann 法に変更します（つまり、折り返しての縫合を行わなければよいだけです）。

術後管理

術後合併症の管理

最も注意すべき合併症は後出血です。陰嚢腫大や、ドレーンからの血液流出量の増加を認めた場合には後出血を疑い、超音波検査や CT で評価をします。出血量が多ければ、血腫は陰嚢内にとどまらず、鼠径部、骨盤腔内にまで拡大することもあります。血腫の程度によっては、血液検査で貧血の進行がないかを確認しましょう。出血への対処としては、陰嚢全体を圧迫して止血を試みますが、出血点をピンポイントで圧迫できているわけではないため、効果がないこともあります。やはり、術中にしっかりと止血をするに勝るものはありません。当然のことながら、抗凝固・血栓薬の再開やドレーン抜去の時期も、しっかりと考えましょう。なお、残存した血腫に感染を合併する可能性も念頭に置いておいてください。

おわりに

成人の陰嚢水腫根治術に必要な解剖や手術操作は、他の疾患（精巣腫瘍、精索静脈瘤、停留精巣、交通性陰嚢水腫、精巣破裂など）に対する手術の際にも役立ちます。また、繰り返しますが、使用する手術器具から手順まで、準備が肝要です。「段取り八分の仕事二分」という言葉がありますが、手術の成否は術前の準備にかかっているといっても過言ではありません。心技体が整った状態で手術に臨むよう心がけましょう。

引用・参考文献

1) Mäki-Lohiluoma, L. et al. Risk of Complications After Hydrocele Surgery : A Retrospective Multicenter Study in Helsinki Metropolitan Area. Eur Urol Open Sci. 43, 2022, 22-7.
2) Tyloch, JF. et al. Standards for scrotal ultrasonography. J Ultrason. 16 (67), 2016, 391-403.
3) Parenti, GC. et al. Imaging of the scrotum: beyond sonography. Insights Imaging. 9 (2), 2018, 137-48.

小川 総一郎

陰嚢内容臓器・陰茎の手術

2_12 環状切開術

　環状切開術は、主に真性包茎の治療に用いられる手術です。小児期は生理的包茎の状態であり、包皮輪は狭いものの包皮の伸展性は良好で、通常、手術を行う必要はありません。本稿では続発的な真性包茎により排尿困難や尿路感染症などを引き起こす成人例に対する環状切開術に重点を置いて解説します。

手術のための解剖生理

　環状切開術は、余剰な包皮を切除して亀頭を露出させることを目的とした手術です。真性包茎では包皮の翻転が困難であるため、術前の亀頭観察は難しいです。このため、陰茎と包皮の正確な解剖学的構造を理解することが、手術を行ううえでの基本となります。

　包皮は陰茎の皮膚に連続し、亀頭を覆うように発達した皮膚であり、亀頭の6時方向では包皮小帯に接続しています。亀頭に近い側の包皮を包皮内板、外側を包皮外板と呼び、これらの内外板が折り返される先端部分を包皮輪と称します（図1-a）。真性包茎は、この包皮輪が柔軟性を失い、亀頭の露出が困難な状態を指します（図1-b）。環状切開術では、この余剰な包皮を切除し、陰茎皮膚と包皮の遠位端を縫合することで、亀頭を完全に露出させます。

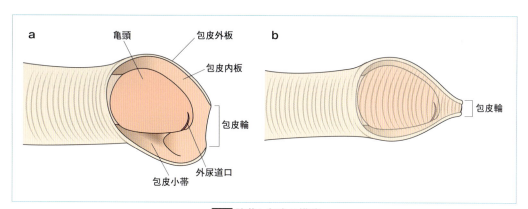

図1 陰茎と包皮の構造

　陰茎の断面を観察すると、皮下には浅陰茎背静脈があり、その深層には浅陰茎筋膜（Colles筋膜）が存在します（図2）。本術式はColles筋膜よりも浅い層で実施されるため、この筋膜は手術のメルクマールとなります。ただし個人差があるため、この筋膜が常に明確に識別できるわけではありません。Colles筋膜は陰嚢のDartos筋膜と連続することが知られています[1]。

　本手術は形成手術の一種であり、手術前には亀頭と包皮内板の炎症による癒着や包皮輪の狭小化など、正常構造が変化している可能性があるため、これらの解剖学的特徴を正確に把握しておくことが重要です。この深い理解が手術の成功に不可欠であり、最終的な完成図を想像するうえで必須となります。

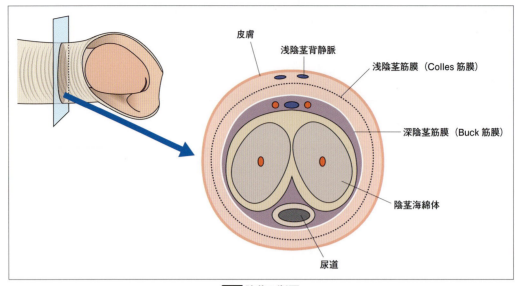

図2 陰茎の断面

術前計画

陰茎・包皮の診察

　陰茎や包皮は個人差がある臓器であり、包茎の状態も患者ごとにさまざまです。術前に陰茎と包皮の状態、包皮の可動性や冠状溝の位置などを視診及び触診にて診察することが大切です（図3）。また、包茎は陰茎がんのリスクになるため、高齢者の包茎手術の際には陰茎がんの合併も念頭に置く必要があります[2]。術前に上記の疾患が疑われる場合は、それらについても精査を行い、患者・家族に説明しておく必要があります。

　術前に練習しておくべきポイントは、手術のイメージトレーニングです。つまり、手術の手順だけでなく患者のどちら側に立つかということから、最終的な出来上がりのイメージ、尿道カテーテル使用の有無など、できるだけ具体的に想起できるようになっておくことが必要です。

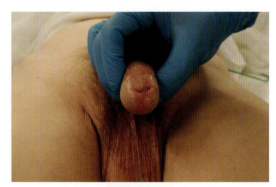

図3 真性包茎

インフォームド・コンセント

　手術の説明は、必ず家族の同席のもとで行います。術中に想定されるトラブルについてよく理解し、術前に説明しておく必要があります。また、術後の陰茎の状態や創部管理について図などを用いて丁寧に説明することは術後合併症を防ぐためにとても大切です。

術前管理

本手術は他手術と同様の一般的な術前管理を行います。特に周術期の血糖コントロールは術後の感染症を予防するためにも重要です。

内服薬の確認

抗凝固薬・抗血小板薬については各薬剤に推奨される休薬期間に則って術前に休薬し、術後できるだけ早く再開するようにします。

人員配置

執刀医、第一助手、麻酔科医、器械出し看護師の位置を示します。執刀医と第一助手は患者を挟むように位置し、器械出しの看護師は執刀医側に立ちます（図4）。利き手によっては行いやすい側が異なるため、手術前に確認しておくことが大切です。

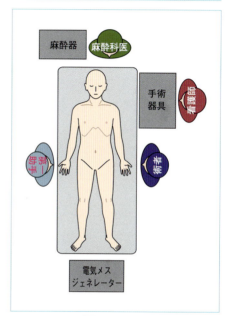

図4 人員配置

使用器具・機械・材料

本手術は、小手術で用いられる一般的な器具があれば行うことができます。電気メスは先が針状になっているモノポーラ電極や、バイポーラ電極を準備します。尿道カテーテルを留置するかどうかは術者によって異なりますが、患者の年齢や体格を考慮して、使用するサイズの尿道カテーテルまたは導尿用のカテーテルを準備しておく必要があります。本手術では、包皮の翻転が可能となった際、包皮と陰茎の間の恥垢で術野が汚染される可能性が高いため、洗浄や消毒の準備もしておくとよいでしょう。縫合糸は4-0バイクリルを使用することが一般的です。術後の創部のドレッシング剤として、軟膏やガーゼを準備しておきます。

手術手順

①体位・マーキング（web1）

本手術の体位は仰臥位で行います。まずは包皮の可動性や包皮輪の状態を確認します。包皮で包皮輪が見えない場合は包皮を頭側に寄せて必ず包皮輪を視認しましょう（図5）。次に、包皮を触診していくと亀頭の下縁である冠状溝が確認できます。包皮は伸展性があるので、あらかじめ冠状溝に沿ってマーキングをしておきます。（図5：赤点線）。

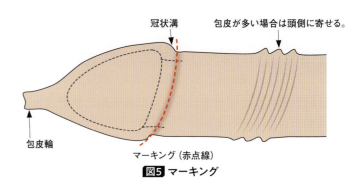

図5 マーキング

②環状切開（web2）

円刃刀で冠状溝に沿うように皮膚を円周上に切開します。この際、陰茎をしっかりと把持し、皮下に入り過ぎないように薄く切開することがポイントです。真皮を過ぎると陰茎に縦走する浅陰茎背静脈を複数認めます。これらの静脈を適宜電気メスで凝固止血のうえ切開し、出血を未然に防ぎます。これらの静脈の直下にColles筋膜が存在します。これより深部の皮下組織は勃起の際に重要であるとされているため、包皮を剥離する際は皮下組織をできるだけ温存するように努めます（図6）。

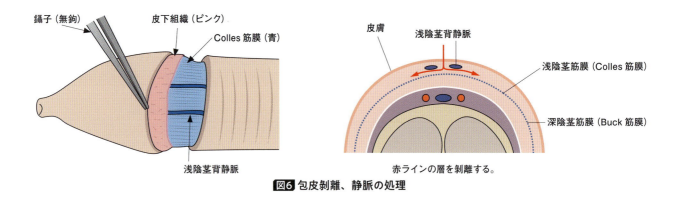

図6 包皮剥離、静脈の処理

次にメッツェンバウムで12時方向の包皮を切開していきます（図7）。包皮輪を切除すると亀頭部を視認することができます。この際、亀頭の状態、内板との癒着の程度を確認します。これにより亀頭や包皮の不用意な損傷を避けることができます。内板は陰茎根部側を5mm程度残して円周上に切開します（図7）。亀頭の6時方向にある包皮小帯は性感に重要な部位[3]であり、細かな血管も豊富であるため温存するようにデザインします（図8）。包皮を残しすぎると瘢痕化の可能性が生じ、包皮を過剰に切除すると勃起時に痛みが生じる場合があるため、慎重に切開線を決めることが大切です。

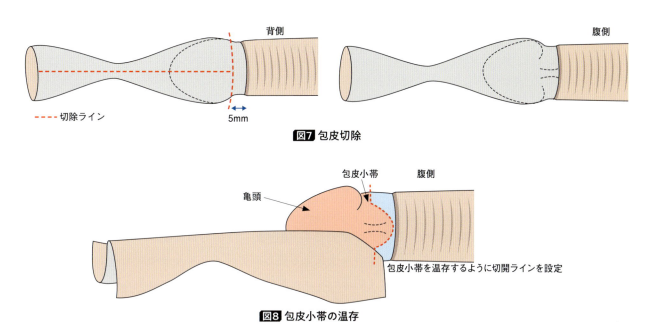

図7 包皮切除

図8 包皮小帯の温存

③縫合（web3）

　止血を確認後、12時と6時方向、3時と9時方向に4-0バイクリルをかけ、モスキート鉗子などで把持しておきます（図9）。陰茎皮膚・包皮は可動性に富むため、この4針は最終的な出来上がりをイメージしながら確認を怠らないようにしましょう。4針の間を均等に縫合します（図10）。

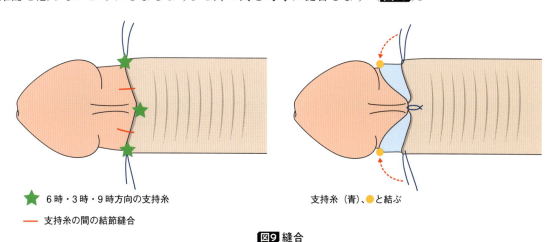

図9 縫合

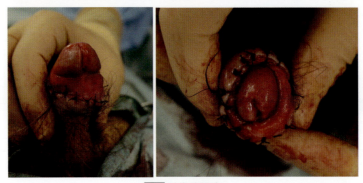

図10 手術後写真

④ドレッシング

創部に抗菌薬入り軟膏を塗布し、ガーゼで創部を軽く圧迫します。

トラブル&リカバリー

　術中に想定されるトラブルとして、包皮を切りすぎてしまった場合や包皮小帯を切除してしまった場合が考えられます。しかし、本手術はいずれの場合も一度包皮を切除してしまうと、修復は非常に難しくなります。よって、術前の準備や切開前のマーキングが重要です（図5）。手術時は問題なくても勃起の際に痛みが生じてしまう場合もあります。特に小児の場合は成長を考慮してデザインする必要があります。包皮を切りすぎてしまった場合の対処方法として、皮下組織の除去や横切開縦縫合、V-Y形成術といった方法が報告されていますが[4]、性感覚の低下や術後狭窄といった合併症のリスクが考えられます。

術後管理

術後〜退院までの管理

　術後の尿道カテーテル留置は必ずしも必要ではありません。手術翌日には退院が可能ですが、創部の状態は必ず確認します。

退院後の管理

　退院後も創部の清潔を保つために抗菌薬入りの軟膏とガーゼ保護を継続します。包皮の浮腫が数ヵ月続く可能性があること、創部感染の徴候（発赤・腫脹・痛みの増強など）が現れた場合は受診するよう説明しておく必要があります。5〜7日後を目安に一度、外来でのフォローアップを行います。

引用・参考文献

1) Tullington, JE. et al. Lower Genitourinary Trauma. StatPearls Publishing. Treasure Island（FL）. 2024.
   https://www.ncbi.nlm.nih.gov/books/NBK557527/
2) Larke, NL. et al. Male circumcision and penile cancer : a systematic review and meta-analysis. Cancer Causes Control. 22, 2011, 1097-110.
3) Song, B. Possible function of the frenulum of prepuce in penile erection. Andrologia. 44, 2012, 23-5.
4) 香野日高ほか. 包茎手術中に包皮を切りすぎてしまった. 臨床泌尿器科. 65（4）, 2011, 288-90.

松岡 香菜子・秦 淳也

索引

B

Barnes 法 ……………………………………………………………… 86
Bergmann 法 ……………………………………………………… 124, 126
Blue dot spot ……………………………………………………… 113

C

CT 検査 ………………………………………………… 35, 44, 53, 64

D

Dartos pouch の作成 ………………………………………… 109, 118

E

En-bloc 法 …………………………………………………………… 94

M

MRI 画像 …………………………………………………………… 54

N

Nesbit sign ……………………………………………………… 86, 90

P

postnatal torsion ……………………………………………… 114, 116
PSA (prostate specific antigen) ……………………… 54, 73, 91
prenatal torsion ………………………………………………… 114, 116

R

Retzius 腔 …………………………………………………………… 87

T

Three lobe 法 ……………………………………………………… 94
TUR 症候群 ………………………………………………………… 88

V

VI-RADS によるカテゴリー分類 …………………………… 53, 54

W

Winkelmann 法	124, 125

あ

悪性腫瘍の発生	71
圧迫法	55
アプローチ法の選択	75

い

陰茎の構造	127
陰茎の診察	128
陰茎の断面	128
陰嚢水腫の超音波画像	121
陰嚢内血腫	104
陰嚢内への還納	125
陰嚢の解剖	120
陰嚢の膜構造	104, 106
陰嚢皮膚の切開	122

お

男結び	16, 18
主に使用される剪刀	29
女結び	16

か

開腹膀胱瘻造設術	64, 66
カウンタートラクション	29
片手結び	22
カテーテル	36, 67, 69, 71, 72, 82, 87, 88, 96, 98, 129
カテーテル抜去後	88
カテーテル留置	96, 98
下部尿路結石	43
環状切開	127, 130
感染症	41, 71
外鼠径輪の同定	108
ガイドワイヤーによる尿管損傷	50
ガイドワイヤーの挿入	46, 47

き

機械結び	25
筋層浸潤性膀胱がん	52
筋層非浸潤性膀胱がん	52
逆行性射精	97
逆行性腎盂尿管造影	47, 53

く

クーパー剪刀	29

け

経会陰生検	75, 76, 78, 80
経会陰生検の生検部位	80
経会陰生検のプローブ操作	80
経直腸生検	75, 76, 78, 79
経直腸生検の穿刺部位	79
経直腸生検のプローブ操作	79
血管	34, 100
血管結紮	28
結紮の種類と特徴	16
血腫	40, 104
結石サイズ	43
血精液症	82
血尿	41, 71, 82, 87, 88
外科結紮	17, 24

こ

広基性腫瘍	60
広基性腫瘍の切除	60
後出血	62, 126
硬性尿管鏡	46, 47
硬性尿管鏡の挿入	46
こま結び	16
固有鞘膜	100, 112, 120, 123
固有鞘膜の処理	124
固有鞘膜の切開ライン	124
固有鞘膜の切離	124

さ

砕石	47, 48
砕石位	45, 57, 66, 77, 78, 85
砕石片の抽石	47, 49
三重結紮	16

し

指圧法	28
止血	61, 70, 81, 87, 96
止血操作	27
試験穿刺	67
手術用電極	85
出血	27, 40, 41, 61, 70, 71, 82, 87, 88, 97
腫瘍切除	58
焼灼法	28
鞘膜	100
鞘膜外捻転	114
鞘膜内捻転	114
真性包茎	127, 128
深部静脈血栓症・肺塞栓症の発生予防	55
持続灌流式	85
術中出血	87
術後出血	87
術後尿失禁	88
上部尿路結石	43
静脈	100
腎結石	43
腎実質	34
腎動脈	34
腎の位置	32
腎杯穿刺	38
腎瘻造設キット	36

せ

性機能評価	92
生検	58
生検部位の描出	79
生検前 MRI 検査	74

精索	100
精索周囲の処理	108
精索の膜構造	106
精巣壊死	118
精巣温存	113, 115
精巣がん	99
精巣固定	105, 115, 118
精巣所見	106
精巣上体炎	113, 114
精巣上体垂捻転症	113, 114
精巣垂捻転症	114
精巣と陰嚢の層構造	112
精巣の色調	117
精巣の発生	105
精巣の膜構造	106
切開	38, 67, 95, 108, 116, 123, 130
切除	102
切除順序	60
切除組織片の回収	61
穿孔	62, 87, 91
仙骨硬膜外麻酔	76
穿刺困難	40
穿刺ライン	35, 64
前立腺	63, 73
前立腺がん	73, 74
前立腺がんの画像診断	74
前立腺生検の使用器具	77
前立腺穿孔	91, 98
前立腺腺葉分類	83
前立腺体積	84
前立腺特異抗原値	91
前立腺の解剖	73
前立腺の観察	78
前立腺の観察：経会陰生検	78
前立腺の観察：経直腸生検	78
前立腺肥大症の解剖	91
前立腺領域区分	83

そ

鼠径管と鼠径部の解剖	106
鼠径管の開放	108
鼠径部の筋膜	99
臓器の損傷	32, 70, 81

た

多重結紮	16
たて結び	16
単結紮	16
脱転	103, 123
男性の尿道	61
男性の尿道と損傷しやすい部位	61

ち

抽石	47, 49
超音波ガイド下経皮的膀胱瘻造設術	64, 66, 67
超音波ガイド下穿刺	35
超音波検査	35, 64, 121
腸管処置	107
直腸出血	75, 82
貯留液体の回収	123

て

停留精巣	105, 106

と

疼痛	76, 88
疼痛管理	76
トラブル＆リカバリー	40, 61, 70, 81, 87, 104, 110, 118, 126, 132
ドレーン留置	125

な

内視鏡の挿入	86
内服薬の確認	35, 45, 55, 65, 76, 101, 121, 129
軟性尿管鏡	44, 48
軟性尿管鏡の操作	48
軟性尿管鏡の挿入	48

に

二重結紮	102
二重結紮の結び目の違い	16
尿管アクセスシース	47, 48, 49
尿管アクセスシースの挿入	48
尿管結石	43, 44
尿管口閉塞	62
尿管ステント留置	47, 49, 50
尿管損傷	48, 50
尿管損傷の Grade 分類	50
尿検査	35, 65
尿道カテーテル	61, 62, 82, 87, 88, 129
尿道狭窄	63, 92, 98
尿道結石	43
尿道損傷	61
尿閉	82, 88
尿瘻	41
尿路結石	43

ね

捻転解除	112, 115, 116, 117

は

排尿障害	82
剥離	40, 91, 94, 95, 96, 103, 109
発熱	82, 88, 114
針生検	81
バスケットカテーテル	47, 49
バスケットカテーテルによる抽石	49

ひ

皮膚障害	72
被膜穿孔	87

ふ

腹圧性尿失禁	97, 98
腹斜筋	99, 100, 106, 108, 112
腹膜鞘状突起開存	124

腹膜鞘状突起の処理 ･･･ 109

ほ

縫合 ･･･････････････････････････････ 69, 70, 110, 124, 131
包皮小帯の温存 ･･ 131
包皮切除 ･･･ 131
包皮の構造 ･･ 127
包皮の診察 ･･ 128
包皮剥離 ･･･ 130
ホルミウムレーザー照射機器 ･････････････････････････ 93
翻転 ･･･ 117
膀胱がんの深達度 ･･･････････････････････････････････････ 52
膀胱機能評価 ･･ 92
膀胱鏡検査 ････････････････････････････････････ 53, 92
膀胱鏡の挿入 ･･･････････････････････････････････ 57, 94
膀胱頸部 ････････････････････････････ 73, 83, 86, 96
膀胱結石 ･････････････････････････････････････ 43, 71
膀胱周囲の解剖 ･･･ 63
膀胱穿孔 ･････････････････････････････････ 58, 59, 62
膀胱穿刺 ･･ 67
膀胱損傷 ･･････････････････････････････ 62, 91, 97
膀胱内の観察 ･･･ 58
膀胱の観察 ･･･ 86

ま

マーキング ････････････････････ 37, 58, 122, 124, 130
麻酔 ･･････････････････････ 37, 45, 57, 66, 76

め

メイヨー剪刀 ･･ 29
メッツェンバウム剪刀 ･････････････････････････････ 29

も

モルセレーション ･･････････････････････････････････････ 96

ゆ

有茎性腫瘍 ･･･ 59
有茎性腫瘍の切除 ･･････････････････････････････････････ 59
遊走精巣 ･･ 106

よ

用手的整復 ……………………………………………… 115
予防的抗菌薬投与 ……………………………………… 35, 65, 76

ら

ランダム生検 …………………………………………… 58

り

利尿期 …………………………………………………… 41
両手結び ………………………………… 17, 18, 19, 20, 21

れ

レーザーによる砕石 …………………………………… 47
レーザー出力 …………………………………………… 48

サージカル テクニック フォー ウロロジー
Surgical Technique for Urology

必携！ 専門医を目指す若手医師のための泌尿器科手術
ー手術の流れが手に取るようにわかる動画付き／
読む・見る・イメージ・トレーニング

2024年12月5日発行　第1版第1刷©

監　修　小島 祥敬

編　著　植村 元秀／小川 総一郎／秦 淳也

発行者　長谷川 翔

発行所　株式会社メディカ出版
　　　　〒532-8588
　　　　大阪市淀川区宮原3−4−30
　　　　ニッセイ新大阪ビル16F
　　　　https://www.medica.co.jp/

編集担当　渡邊亜希子
装　　幀　市川 竜
イラスト　福井典子
組　　版　株式会社明昌堂
印刷・製本　株式会社シナノ パブリッシング プレス

本書の複製権・翻訳権・翻案権・上映権・譲渡権・公衆送信権（送信可能化権を含む）は、（株）メディカ出版が
保有します。

ISBN978-4-8404-8487-9　　　　　　　　　　　Printed and bound in Japan

当社出版物に関する各種お問い合わせ先（受付時間：平日9：00 〜 17：00）
●編集内容については、編集局 06-6398-5048
●ご注文・不良品（乱丁・落丁）については、お客様センター 0120-276-115